JN029215

統合失調症
当事者の
症状論

[編著]

村松太郎

慶應義塾大学医学部
精神・神経科准教授

[著]

林　公一

Dr 林のこころと脳の相談室

中外医学社

序文

　精神症状は当事者の語りの中にある。

　語りの中から重要な要素を抽出するのが症状論の第一歩である。もちろん要素を総和しても全体が得られるわけではない。だが要素を抽出しなければ分析できないから、一つのステップとして抽出は必須である。こうして精神医学は、統合失調症当事者の語りの中から、幻聴や妄想やさせられ体験や思考伝播などたくさんの要素を抽出してきた。それがいつの間にか統合失調症の診断学になった。抽出された症状項目の有無をチェックしていき、チェック作業が完了した時点で診断が決定される。この手法は常に批判されながらもじりじりと市民権を得て、現代の診断学になった。そこに立ち現れた統合失調症は、要素の組み合わせのみによって描写された、生命のない標本と化している。

　本書の症状論は、そんな状況からのデコンストラクション＝脱構築を志向したものである。採った手法は当事者の語りへの回帰である。語りの中の要素抽出の段階から見直しを図り、多彩に見える統合失調症の症状の統一的理解を目指した。これは決して新しい手法ではない。昭和の時代、島崎敏樹や安永浩らによって精力的に、かつ精密に実践されてきた手法である。この時代に統合失調症の症状論は大きく進歩し、美しく開花し、そして開花したまま凍結した。学問としての症状論は停滞したのである。以来、統合失調症の診断学は退化し、現代に至っている。

　停滞した理由は、発展性が見えなくなったからである。クロルプロマジンやCTスキャンが臨床に導入され始めたばかりの当時、症状論は診断や治療への発展性のない閉じた学問であった。当事者への恩恵に繋がる可能性が見えなかった。それは凍結した花がフリーザーの奥底にしまい込まれても仕方ない事情であった。

　現代は当時とは比べものにならないくらいニューロサイエンスが進歩し、その進歩は精神科臨床にも大きく貢献している。凍結した症状論を解凍すれば、ニューロサイエンスとの接点が見え、症状論自体も科学的に修正できるはずである。そして統合失調症の生物学に直結する診断学が見えてくるはずである。

　もう一つ見過ごしてはならない大きな違いがある。当時と現代では、情報拡

散の範囲とスピードが桁違いだということである。医学的知見はリアルタイムに近いタイミングで当事者に伝わる。診断学は常に未完成であるが、当事者は完成を待っているわけにはいかない。DSM が仮の体系にすぎないといくら精神科医が言っても、他に替わるものがなければ当事者は、そして社会は、DSM を最も権威ある診断基準として尊重する。その結果として発生している混乱はあらためて記すまでもない。現代の診断学とは、未完成な段階においても、当事者に最大限に利益になるものでなければならない。

　『統合失調症当事者の症状論』と題した本書は、当事者の語りに基づく症状論であり、当事者のための症状論でもある。

2021 年 1 月　　著者

統合失調症当事者の症状論
目次

凡例

- 引用文は、邦訳のあるものについてはそれを参考にしているが、基本的には
  すべて原文から著者らが訳し起こしてあるため、邦訳の文言とは必ずしも一
  致していない。訳者の方々にはお礼を申し上げるとともに、失礼の段はご寛
  恕いただきたい。

- 日本語文献からの引用文は原文通りである。強調の傍点も原文通り記した。
  原文に「精神分裂病」「分裂病」と記されているものはそのまま引用した。但
  し引用文献の内容に本文内で言及する際には「統合失調症」と言い換えた。

- 文献引用は、基本的には現在の我が国での標準的な表記法にほぼ準じている
  が、安永浩、村上仁、島崎敏樹、クルト・シュナイダー、エミル・クレペリ
  ンの著作については、それぞれ以下の表記法を用いている。

  安永 1978: 安永浩『精神分裂病Ⅰa 現在精神医学体系第十巻 A1』中山書
  店 東京 1978.
  なおこの論文は
  安永浩『分裂病の症状論』金剛出版 東京 1987.
  『安永浩著作集第4巻』金剛出版 東京 1992.
  にも収載されている。本書での引用は『分裂病の症状論』のページを、た
  とえば「安永 1978: 61」のように表記した（61 が引用箇所のページである）。

  村上 1942: 村上仁『精神分裂病の心理 精神病理学論集 1』みすず書房
  東京 1971.
  この論文が収載されている書籍は 1971 年刊であるが、実際に同論文が書
  かれた年である 1942 を示した。本書での引用は 1971 年刊のページを示し
  た。

島崎 1949: 島崎敏樹: 精神分裂病における人格の自律性の意識の障碍（上）（下）．精神経誌 50: 33-40, 1949. / 51: 1-7, 1950.
この論文は
島崎敏樹『人格の病』みすず書房 東京 1976.
にも収載されている．本書での引用は『人格の病』のページを示した．

シュナイダー 1958: Kurt Schneider: Klinische Psychopathologie. 12. Unveränderte Auflage. George Thieme Verlag Stuttgart, New York 1980.
参考にした書籍は 1980 年刊の第 12 版であるが、第 5 版以後の改訂は寡少であるというシュナイダー自身の記載（下記訳本の「旧版の序言」）に基づき、第 5 版が出版された年である「1958」と記すのが適切であると著者らは解釈した。
この書籍の主たる邦訳書として次のものがある:
『新版 臨床精神病理学』（原書第 15 版）針間博彦訳 文光堂 東京 2007.
『臨床精神病理学』（原書第 6 版）平井静也・鹿子木敏範訳 文光堂 東京 1957.
『臨床精神病理学序説』（原書第 2 版）西丸四方訳 南山堂 東京 1943; 新版 みすず書房 東京 1977.
本書での引用は『新版 臨床精神病理学』の該当部分のページを示した。

クレペリン 1913:『精神分裂病』西丸四方・西丸甫夫訳 みすず書房 東京 1986.
(Kraepelin E: Psychiatrie. Ein Lehrbuch für Studierende und Arzte. Achten Auflage 1913, 1915)
「クレペリンの教科書 第 8 版」として知られる書籍である。
本書での引用は邦訳書からのものである。

JCOPY 498-22928

［1章］

幻聴論

　統合失調症の症状と言えばまず最初に挙げられるのは幻聴であろう。当事者が自発的に記した文章をそのまま転記する[1]。

Case 2423

　歩いているとみんな私のことを見て「こいつは気持ち悪い」「死ね」とか言って笑うのです。電車の中でも目線がみんなこっちを向いていてヒソヒソ話しています。

　精神科の外来で典型的に聞かれる訴えである。当事者が「聞こえる」という体験をし、しかし客観的にはその音声は存在しないとき、その症状は「幻聴」と定義される。統合失調症の幻聴で「聞こえる」のは「声」が圧倒的に多い。上の例も、「こいつは気持ち悪い」「死ね」という「声」が聞こえたという体験をしている。このような例が多いことから、「統合失調症の症状と言えばまず幻聴」は正しい要約のように思える。聞こえる内容が当事者に対する悪意あるメッセージであるのもまた、統合失調症に典型的である。

　しかしながら、そうあっさりと幻聴と決めつけていいのかという疑問も発生しよう。「ヒソヒソ話しています」は、ただ周囲に過敏になっていてそう感じただけなのではないか。「「こいつは気持ち悪い」「死ね」とか言って笑うのです」も、実際に聞こえたのではなく、そう言われたと感じただけなのではないか。

　それを確かめようとして、体験の具体的内容を当事者から詳しく聞き出そうとしても、曖昧な説明しか得られないことがしばしばある[2]。一方で、はっきりと「○○という声が聞こえた」という体験が語られることもあるが、他方で、声の具体的内容は語られず、「○○という意味のことが聞こえた」という説明にとどまることも多い。特に発病初期にはむしろそのほうが普通であるとさえ言える。たとえば次のようなケースである。

Case 2074

　すれ違ったときにくすくすとした笑い声や咳払いが聞こえ、陰口をたたかれていました。

　このように当事者が語ったとき、その陰口の内容を話すよう求めても、当事

者は口ごもり、「〜というようなことが聞こえた」などという説明にとどまって、具体的にどういう文言で聞こえたかは説明できないことが多い。本当に声が聞こえたのであればその内容を、忘れてしまったのでない限りは再現できるはずだという診察者の期待は、当事者の曖昧な再現を受けて困惑に変わらざるを得ない。はたしてこれを幻聴と呼んでいいのか。だが幻聴は主観的な体験であって、聞こえたのか聞こえていないのかは当事者本人にしかわからない。本人が「聞こえた」と語っているのに対して、「本当の意味では聞こえていないはずだ」と判定する権限は誰にもない（本人が嘘をついているという可能性はここでは除外する）。体験とは専ら主観的・一人称的なものであるから、先にも述べた通り、当事者が「聞こえる」という体験をし、しかし客観的にはその音声は存在しないとき、その症状は「幻聴」と呼ばれるのである。そして、では幻聴とはどのような体験かを想像し、当事者の苦しみを察しようとすることから精神科の診療が始まる。しかし人は決して他人の主観の中に入ることはできないから、他人の体験について理解しようとするときには、自分の経験に照らして判断する以外にない。「他人の身になって考えよ」とか「他人の気持ちになって考えよ」などは日常的によく言われるフレーズだが、それはすなわち、他人を自分に置き換えてみること以外には他人の体験を追体験する方法がないことを意味している。統合失調症の当事者が「声が聞こえる」というのであれば、健常者は自分に置き換えてみて、「彼／彼女は、たとえば私に人の声が聞こえたときと同じような体験をしているのであろう」と推測する。そしてその体験を幻聴と名づける。だが幻聴という用語にとらわれず、すなわち、「声が聞こえる」という体験こそが統合失調症の典型的な症状であるという先入観を捨てて当事者の話に真摯に耳を傾ければ、われわれが「幻聴」と呼んでいる当事者の原体験は、健常者がきっとこうであろうと推測する「声が聞こえる」という体験とは異なっているという実相が姿を現してくる。「声が聞こえる」と訴えているのに、その「声」の具体的内容を語れないことがあまりに多いのはなぜか。それは、統合失調症の幻聴の「聴覚性の希薄さ」を示していることにほかならない[2]。彼らは必ずしも聴覚で声を感知しているのではない。何らかの意味あるメッセージ（そのメッセージには悪意が込められていることが多い）を「感知」しているのである。

　また当事者は「○○と言われていると<u>感じる</u>」と語ることもしばしばある。

「感じる」のは「聞こえる」とは違うから、幻聴の定義には合致しない。そして、「言われていると感じる」だけなら健常者にも覚えがあるから、それならわかるような気がする。過敏になっているだけだろう、自意識過剰だろう、と理解したくなる。しかしそれも多くの場合誤りであることが、経過を見るうちにわかってくる。

Case 2003

　以前から、みんなが私の陰口を言ったり、容姿について笑っている気がしていました。大学ですれ違う女の子達が笑っていると、自分のことを笑っているように感じます。道ですれ違う人達が、私のことを注視しているようにも感じます。

　この体験は（みんなが陰口を言っているという）「気がしている」だから、幻聴とは言えない。少なくとも幻聴の定義には合致しない。だが内容はいかにも統合失調症らしい被害妄想的なもので、このような体験はしばしば幻聴に発展し、また、明確な被害妄想にも発展するから、単なる過敏や自意識過剰として片づけるのではなく、関係念慮あるいは自己関係づけや、場合によっては妄想知覚という精神医学用語を当てることが適切であろう。このような症状（本章では関係念慮と呼ぶことにする）は、明らかな幻聴と併存することもよくある。冒頭の Case 2423 はまさにそんな例で、「こいつは気持ち悪い」「死ね」という幻聴とともに「電車の中でも目線がみんなこっちを向いていてヒソヒソ話しています」という体験が語られている。するとこの例には幻聴と関係念慮の二つの症状が認められるというのが正確な表現ということになるが、では「こいつは気持ち悪い」「死ね」という幻聴と「目線がみんなこっちを向いていてヒソヒソ話しています」という関係念慮はそれぞれが独立した別の症状なのか。二つの症状が併存することが多い場合の考え方は二通りある。一つは、ベースラインに何か共通するメカニズムがあるということ。もう一つは、一方の症状が他方の症状の原因であるということで、すなわち、幻聴が関係念慮の原因か、逆に関係念慮が幻聴の原因だと考えることである。前者は、まず幻聴という体験が生まれたために過敏になって、周囲を気にするようになったと考える。たとえばこの例なら、電車の中で周囲の人が何か話していて、少しでも自分のほうに視線が向いたのを見たとき、これは（先に体験した幻聴の内容と同じよう

JCOPY 498-22928

に）自分のことを何か言っているに違いないと過敏に反応したとする考え方である。後者は、まず周囲に過敏になったために、声が聞こえるという体験までに発展してしまったとする考え方である。どちらもそれなりに正しいように感じられるが、「正しそうだ」とか「そう考えれば納得できる」などという理由だけで結論に飛躍するのは危険であることは言うまでもない。幻聴とも関係念慮ともつかない、こんなケースもよくある。

Case 3115

　仕事の作業中や、一人で家にいるときに声が聞こえてストレスがたまります。何を言っているのかわかりませんが、あぁまたあいつは家にいる、こっちにいるよ！　というようなことを言っている気がします。

　これは、実際に聞こえた何らかの声の中に自分に関係する意味を感じ取っているのか、それとも実際にはない声が聞こえたのか。幻聴であるとも関係念慮であるとも決定することは不可能である。

Case 1291

　周りの男子に馬鹿にされているような気がし始めました。内容は歩き方が変だとか、行動がおかしいというものです。廊下ですれ違ったときにこちらを見て笑っていたり、キモいなどと言われ、周囲で話している男子はみんな私の悪口を言っているような気がしました。

　これも同様で、「言っているような気がする」と曖昧に表現される体験である。Case 3115 と Case 1291 はどちらも、実際に音声が聞こえたかどうかははっきりしない。しかしメッセージを感じ取っているという点では共通している。いわば「意味が聞こえている」のである。先に述べた通り、実際に聞こえる声とは聴覚性が異なるのである。これは健常者にはあり得ない体験である。統合失調症の当事者にとってもこの体験は、病気を発症する前にはなかったものである。だからこの体験に正確に対応する言語表現は存在しない。「意味が聞こえる」は日本語にない誤った表現である。文法的に正しい最も近似的な表現は「声が聞こえる」であろう。あるいは「…というような声が聞こえる」「言われ

ていると感じる、そういう気がする」のように、より控えめな表現もあり得よう。そしてこれらの表現は、一人の当事者の中でも微妙に揺れ動くことがある。

Case 2007

　学内でも外出先でも、ずっとあらゆる人に悪口を言われているように感じていました。特に、「きしょい」と通りすがりに多くの人が私に対して言っているように感じていました。聞こえる笑い声は自分を馬鹿にしたものであるようでした。

　「きしょい」という具体的な音声を述べているが、「言っているように感じました」という表現からは、彼女に「きしょい」が本当に音声として聞こえたのか微妙である。

Case 4012

　買い物で自転車に乗って出かけたところ、全く知らない方から「そんな悪い子なのか！」「一人で寂しくないのかね〜」などと自分に向かって言われているように感じることがありました。

　この「言われているように感じる」という体験は幻聴なのかそうでないのか。先にも述べたように、このような場合に本当に聞こえたのか、それともそう感じただけなのかなどと本人に詳しく聞いても、曖昧な答えしか得られないのが常である。「実際には存在しない声が聞こえた」のであれば幻聴、「実際に聞こえた何らかの声を自分に関係づけた」のであれば関係念慮（または妄想知覚）とするのが精神医学の正しい用語法ということになるが、実際のケースでは両者の境界は曖昧で、しかも互いに移行するということからすれば、また、そもそも幻聴とされている症状も聴覚性が希薄なことが多いことも合わせれば、幻聴と関係念慮を截然と区別するのはあまりに形式的である。そこで、ここからはそれらをひとまとめにして仮に「幻聴系」と呼ぶことにする[3]。すなわち、幻聴系とは、「何らかの意味のあるメッセージを、聴覚またはその周辺の感覚として感知する」という体験である。

　「周辺の感覚」とは早速に曖昧な表現だが、たとえば次のような体験も幻聴系である。

JCOPY 498-22928

Case 2460

　何らかのテレパシーのようなものを用いて私を罵倒しようとしていることがあります。もしかしたら、ラジオの妨害電波のようなものを使用しているのかもしれません。罵倒電波（一応こう書きます）は強力で、私の耳の辺りをかきむしってきます。

　近年ネットではこのような体験を電波系と呼ぶのが一般化しているが、幻聴という確固とした医学用語がすでにあることに鑑み、幻聴系と呼ぶほうが適切である。それにこの電波が「耳の辺りをかきむしってくる」という表現から、当事者はこれを聴覚に近い感覚として感知していることが読み取れる。

　次の体験も幻聴系と呼ぶことができる。

Case 2133

　同級生、家族や知り合いが死ねという思いを発してきます。

　この体験は、本人が感知しているのは「思い」であるから、精神医学用語を字義通りに適用すれば、幻聴ではなく思考吹入である。しかしそうであれば上の Case 2460 の「電波」も幻聴ではない。耳の辺りに来ようがどこに来ようが、電波は音声ではないから幻聴ではない。それでも幻聴系と呼ぶのは、たとえば次のようなケースが存在することによる。

Case 3080

　いま私は耐え難い苦痛を感じています。その理由は全国民が私に対して「死ね」って言ってくるからです。正確には「言う」ではなく、死ねというオーラを私に対して送ってきます。通行人もすれ違いざまに死ねと送ってきますし、電車に乗ってもみんな読書や携帯をいじりながら私に死ねと言ってきます。ニュースを見ていてもアナウンサーがテレビ越しに私に死ねと伝えてきます。全く見知らぬ人にそんなこと言われて腹立しいし、悲しいし、ムカつきます。

　この人は最初は「言ってくる」と表現している。しかし正確には「オーラ」

だと言い直している。さらには「送ってくる」「言ってくる」「伝えてくる」という表現が続いている。自分へのメッセージが「死ね」という意味であることは確固としているが、そのメッセージの感知の仕方は曖昧で、表現が揺れ動いている。しかし五感のうちのどれに最も近いかと言えば聴覚であることが読み取れる。したがって、「思い」や「オーラ」を感じ取るという体験を、幻聴と等価の症状であると見ることは不合理ではない。村上 1942: 42 も、「電波で考えが伝わる」という症状を幻聴に含めている[4]。

　ここまでの当事者の表現、すなわち、幻聴系の体験の表現は、次のページの囲みのように四つに分類することができる。

　これら四つの間の違いは、体験の形式の違いである。一方、内容については、「悪意あるメッセージ」という共通点がある。また、形式の違いというのは聴覚性に着目した場合の違いということであって、「メッセージが自分に向けられる」という意味では形式も共通している。すなわち当事者はみな共通して、「悪意あるメッセージが自分に向けられる」という体験をしているのである。

　そして体験を言葉で語るという段階になると、それぞれ違った表現になっている。その違いは、原体験の違いを反映している可能性と、原体験そのものは同じで、表現する言葉のレベルの違いにすぎない可能性の両方がある。主観的体験とは言葉で表現することによって初めて本人以外に伝達することができるのであって、逆に言えば伝達できるのは常に言葉で表現できる範囲に限定されている。言葉による表現力は人によってかなりの差があるし、比喩を用いて表現するような場合になれば用いる比喩も人によりまちまちであるから、原体験が同一でも、当事者それぞれの言葉による表現が同一になるとは限らない。ここまで用いてきた「原体験」とは、言葉に変換される以前の主観的体験を指している。原体験にできる限り接近するためには、先入観を持たず当事者の話に真摯に耳を傾けるのが唯一の方法である。このとき、当事者の言葉が曖昧だったりわかりにくかったりしたとしても、「それはつまり、声が聞こえたのか、それとも、声が聞こえたような感じがしたのか」というように問い詰めることは、本来不可能かもしれない二者択一の答えを求めることであって、症状を明確化するどころか、逆に原体験から離れ、健常者に追体験できるものに無理やり当

JCOPY 498-22928

---

1. 声が聞こえる〈確定的〉…当事者の表現:「○○と言われている」など
   例: 私のことを見て「こいつは気持ち悪い」「死ね」とか言って笑うのです。(Case 2423)
   　　➡ 幻聴の定義に合致する体験である。

2. 声が聞こえる〈曖昧〉…当事者の表現:「○○という意味のことを言われている」など
   例: あぁまたあいつは家にいる、こっちにいるよ! というようなことを言っている気がします。(Case 3115)
   　　➡ 幻聴のようだが、はっきり確定できない。

3. 声を感じる…当事者の表現:「○○と言われたように感じる」など
   例:「一人で寂しくないのかね〜」などと自分に向かって言われているように感じる。(Case 4012)
   　　➡ 関係念慮との境界が不明瞭である。

4. 声以外のものを感じる…当事者の表現:「思い」「オーラ」「電波」など
   例: 死ねというオーラを私に対して送ってきます。(Case 3080)
   　　　➡ 定義的には思考吹入に当たる。

てはめることになりかねない。「当事者の話に真摯に耳を傾ける」とは文字通りの意味であって、体験の聴取にあたっては、当事者が自発的に用いた言葉を可能な限り尊重しなければならない。

だが言葉による表現はどこかで必ず限界に到達する。当事者の原体験が、統合失調症を発症したことで初めて発生した体験であるとき、それに対応する言葉は存在しないから、本人にいかに優れた言語能力があっても、言葉で人に正確に伝達することは不可能である。そこで、当事者の語りに十分に耳を傾けた後または同時に、その語りから彼/彼女の原体験を読み取るという作業が必要になる。彼らは一人ひとり様々な言語表現で、原体験を伝えようと努力している。一人ひとりの表現を超えた共通点は、「悪意あるメッセージが自分に向けら

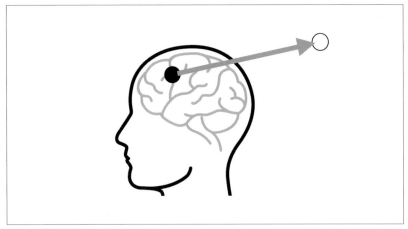

図 1-1　起点の逸脱（1）
　幻聴とは、元々は本人の脳内に発生した思考が、外界からのメッセージとして感知される体験である。すなわち思考の起点（●）が本来の位置から逸脱し外界に定位されて体験されている（○）。このとき、感知されるメッセージが声の形を取るか否かは本質的な問題ではない。

れる」という体験である。体験の主観的側面についてはこれ以上のことは言えない。そこで次に医学的診断の定法に従って、主観的症状訴えの背後にある病気のメカニズムを考えてみると、本人が感知した外界からのメッセージは、元々は本人の内界から発生したもの以外にあり得ないから、幻聴系の体験とは、「当事者の脳内に発生したものを、外界からのメッセージとして感知している」という構造を取っていることがわかる（図 1-1）。

　メッセージとは、発信源がひとたび外界に定位されれば必然的に、発信者は自分以外の他者であると認識されることになる。それが典型的な幻聴であるが、他方、発信源が自分の内部で、しかし発信者は自分ではないと認識される体験も統合失調症にはある。それは「頭の中」「脳の中」からのメッセージという形を取る。

Case 3223

　私が思ってること、考えてることに対して、頭の中から否定的な言葉や、怖い言葉（具体的に言えば、死ね、死ぬ、消えろなど）の声が聞こえてきます。ざわざ

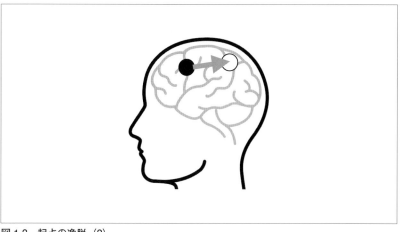

図 1-2　起点の逸脱（2）
　思考の起点が本来の位置から逸脱しているという意味では図 1-1 と同じであるが、逸脱した起点が内界にとどまっている。このとき、その内容が元々は自分の思考であるという自覚が保たれていれば考想化声と呼ばれる。

わと頭の中が騒がしかったり、たまに問い掛けるような声が聞こえてくるときもあります。

　このように「頭の中から…聞こえてきます」という体験もまた、統合失調症にしばしば見られる。外部ではなく自分の脳の中に自分とは異質の発信源が生まれるという体験である（図 1-2）。

Case 2989

　ここ 1 年半ぐらい前から頭の中でずっと声がしています。それは男性であったり、女性であったり…よく聞こえるのは男性（だとはっきりとした根拠はないのですが、薄っすら感じる声質と喋り方で）で、私が思っていることに肯定や意見が突然返ってきたり、怖いことを言われて驚かされたり、急に話しかけられたり、声が聞こえるときと聞こえづらい（なんていうか、脳内なのですが、遠くのほうでごにょごにょと喋っている感じがする）ときがあったりもします。

　これも同様だが、発信者に性別があるなど、先のケースに比べれば聴覚性が

相対的に明瞭になっている。

Case 4030

　普通の音を聞くように外から聞こえるのではなく、必ず体の中か頭の中か耳の中で響いて聞こえます。内容は「ちがう！」「辛いなら全部投げ出せばいい」などです。

　前の二つのケース（Case 3223 と Case 2989）では発信源は「頭の中」であったが、この Case 4030 は「体の中か頭の中か耳の中」である。これらのケースの体験には本質的な違いはないと見るべきであろう。どれも図 1-2 のように図示できる。

　図 1-1 と図 1-2 の共通点は、起点の逸脱である。声が聞こえるという形であろうがなかろうが、当事者がメッセージを感知するという体験をするとき、そのメッセージの発信源 ＝ 起点は、元をたどれば前述の通り必ず本人の内界になければならない[5]。また、それが自分の思考であると自覚されるためには、起点は内界の中のいわば本来の定位置になければならない。定位置から逸脱すると、脳内の他者からのメッセージ（多くは声）として自覚されることになる。これは、人が何かを考えるとき、それは自分が考えていると意識されるものであるというあまりに当然のことを言っているにすぎない。さらに別の言い方をすれば、ある考えが脳内に生まれたとき、その考えには必ず自分印（自分のものであるという標識）がついていると言うこともできる[6]。幻聴系の体験に共通するメカニズムは、思考からこの自分印が失われることである。その結果、思考の起点が自分の外部に定位されたり、あるいは自分の内部でも異質なものとして体験される。「起点が定位置から逸脱する」はこの両方をカバーした表現である。

　そして、起点の逸脱とは、「あり得ない」事態である。人が何かを考えるとき、それを自分が考えているのではないという事態は、本来あり得ないことであって、誰もそのような体験をしたことはない。そこには対応する言葉が存在せず、語ろうとすれば近似した既成の言葉を用いる以外にない。たとえば Case 3080 は、「オーラ」「送ってくる」「言ってくる」「伝えてくる」のように、何とかし

JCOPY 498-22928

て自分の体験を語ろうとしている。このようなとき、用いられる言葉・表現が一人の当事者の中でも動揺したり、当事者一人ひとりによって異なるものになるのは当然で、しかし原体験としては同一であれば、本質部分が共通したものになるのもまた当然である。そして幻聴系の体験におけるその「共通した」部分が「悪意あるメッセージが自分に向けられる」であり、「異なる」部分が、一つは感知の仕方すなわち「声が聞こえる／○○という意味のことが聞こえる／電波がかかる」などの表現、もう一つはメッセージの起点が定位される位置（外界／自分の脳内など）である。こうした体験をまとめて「幻聴」と名づけるのは、健常人の（そして、発症前の当事者の）体験を表現する言葉に無理やり当てはめているにすぎない。「幻聴」という先入観を排して体験内容に真摯に耳を傾ければ、聴覚性が本質でないという結論はごく自然に導かれる。

　ではこの起点の逸脱はどのような過程を経て起こるのか。脳の病とは、突然の脳血管障害などの原因によるものでない限り、徐々に発症してくるものである。たとえ急性に発症したように見えても、それより前の時点で、すでに起こり始めている脳内の変化が、何らかの形で表面化してきているものである。言い換えれば、症状には必ず前駆段階の症状がある。幻聴系の症状の前駆段階として注目できるものの一つに、考想化声がある。「自分の考えが声として聞こえる」と体験される考想化声と呼ばれる症状は、先の表現に当てはめれば、思考から自分印は失われていないが、形式としてはその思考が声になっているという症状である。

Case 2032

　自分の中の想像（思考）がはっきり声になって聞こえてくるようになってきました。「何をしたってどうせうまくいかない」「死んだほうが楽になれる」「あんなウザい奴は殺してしまえ」など、こういったことがはっきり声として感じられます。

　考想化声は「声が聞こえる」という体験であるから、広義には幻聴の定義に適合しているが、狭義には幻聴とは区別して用いられている。濱田秀伯は、考想化声こそが幻聴（外部から他者の声が聞こえるという、狭義の幻聴）の前駆段階で、その段階では声が聞こえるといってもそれが自分由来のものであるという自覚があったものが、病気の進行につれて自分由来という意識が薄れ、つ

いには声の発生源が外に定位されて成立したものが幻聴であるとする。そして、考想化声のさらに前の段階が、自分の考えが自分の意志とは無関係に発生する自生思考であるとする[7]。上の Case 2032 は確かにこの自生思考 → 考想化声という経過を取っている。この後に幻聴に発展するという経過も十分に予想できる。

　濱田の提唱する自生思考 → 考想化声 → 幻聴 という進行を取って幻聴が成立するケースは確かに存在し、また、「思考から自分印が失われ、さらにその思考が自分の外に定位されて聴覚性を獲得する」という過程は、これまで述べてきたメカニズムとも整合性があり、統合失調症という疾患の進行過程としても理解しやすいものである。但し、当事者達の述べる実体験に戻ってみると、そのような過程が語られることは多いとは決して言えない。その理由は、一つには、そもそも発症の過程が時系列で詳しく語られる機会はそう多くないため、実際には自生思考 → 考想化声 → 幻聴 という体験をしていてもそれが聴取できるとは限らないことが挙げられよう。だがそれより大きな理由は、自生思考・考想化声・幻聴の関係は理論としては濱田の述べる通りであったとしても、実際にはこの順で症状が展開していくとは限らないということであると思われる。たとえば次のケースは、幻聴と自生思考が併存しているが、考想化声はない。

Case 2286

　15 歳女性です。クラスの人や学年中の人に悪口を言われている。すれ違いざまに、キモイと言われている。私にメールされたり話しかけられたりするのは、みんな本当は嫌なのに無理している。と、考えたり。私は、自分のすべてに自信がなく。人の顔を見るとあの不細工死ねばいいのに。や、あの不細工なにこっち見てるの？ と、考えたり。友人関係でも、あの子は、隠れて恋人がいるのに、私にだけ内緒にしている。あの子達は、本当はつき合っているのに、私にだけ内緒にしていて陰で私を笑っている。と、根拠のない考えが浮かんで消えないのです。

　彼女はそれが「根拠のない考え」だとわかっているのに、それでもそう考えてしまうのを止められない。自生思考に当たる症状だが、その「考え」の主題は、周囲から自分に向けられる悪意あるメッセージであり、また、現にそのメ

ッセージの一部を幻聴としても体験している。

　また、そもそも自生思考と幻聴の境界が曖昧な場合もある。

Case 3674

　最近は希死念慮がとても強く〇月中に自殺するなど計画を立ててしまいます。これは脳が勝手に命令してくるのだと思っています。別に声が聞こえるわけではありません。脳が死ねって言うので、死んだほうがいいのかと考えてしまいます。

　「脳が死ねって言う」は幻聴系の体験ととれるが、他方で「別に声が聞こえるわけでは」ないのだと言う。そして「〇月中に自殺するなど計画」については、「希死念慮がとても強く」と言うからには自分の意志のようでもあるが、「脳が勝手に命令してくる」ということは自分の意志とは異質であると感じているのである。すると、この当事者に発生している死への希求は「メッセージ」としか言えず、その起点は本来の発信源からは逸脱しているとまでしか言えない。「自生思考か幻聴か」のような二者択一の問いは不適切であろう。

　次のケースも、考想化声、自生思考、想像のどれとも区別し難い。

Case 2178

　知人が私に対して文句を言ってくるのを想像して（というよりは、自分が考えたことを頭の中で話すときのような感じで、文句が勝手に混ざってきます）、その文句に対して頭の中で反論する状態が続き、とても疲れてしまいました。

　この体験は考想化声、自生思考、単なる想像のどれに当たるか決定し難いが、内容について言えば、それは他者からの悪意あるメッセージであって、統合失調症の幻聴系の典型に一致している。

　このように、実際のケースの経過は自生思考 → 考想化声 → 幻聴 という順に進行するとは限らない。自分の思考から自分印が失われ（自生思考）、次にその思考が聴覚性を獲得して声となり（考想化声）、さらにはその声が外部に定位される（幻聴の成立）、という理論は納得しやすいが、当事者は必ずしもそのような順序で体験しているわけではないのである。症状が理論通りに進

行しない理由は、一つは前述の通り統合失調症の幻聴では聴覚性は本質でないから、聴覚性の獲得を持って段階が進行したとする点に問題があるのだと思われる。

　また、幻聴は次のケースのような発生の仕方をすることもよくある。

Case 2091

　20代女性です。1年前から人の目線が気になり、私が無職であることや、プライベートなことが、どこに出かけても、誰にでもばれていると感じ、恐ろしい気持ちになり外に出ることができなくなりました。他にも、ちょうど自分がどうしようかな、と悩んでいる事柄に関して、それを知らないはずの人が遠回しに批判してきたり、アドバイスをしてきたりということが続きました。また、テレビやラジオからも私へメッセージを遠回しにしてきていることが多々ありました。

　大学でも人通りの少ない道や、履修する人数の少ない授業を選んで孤独に過ごしました。どちらかというと人づきあいがしたくなくて自分から進んで一人で過ごしました。このころから、すれ違いざまに学生に「おっぱいが大きいですね」だとかショッキングなことを言われたり、電車の中で高校生に「ジーパンがきつそう」「おっぱいが大きい」とみんなに聞こえるように笑われたり、知らないおじさんに「いい体でなんとか…」などと言われるようになりました。

　このケースでは、まず自分のことが知られているという漠然とした感覚と、自分の思考内容が外に出ているという感覚（思考伝播）があり、それに対応する形で聴覚性が曖昧な悪意あるメッセージを受けるという体験があり、その後に幻聴に至っている。このように、考想化声というステップを経ずに幻聴系の症状が現れるケースのほうが実臨床ではむしろ多い。もちろんいきなり幻聴で初発したと思われるケースもある。また、幻聴が先で、その後に思考伝播が現れる場合もある。

Case 1806

　4年前から、隣家から自分の行動について監視され逐一非難される、アルバイト先で白い目で見られ悪口を言われる、などの幻聴があり（当時は幻聴とは思わ

なかった）、3 年前から、声に出していないのに自分の考えていることが周囲に伝わる、周囲の人の考えも伝わる、という症状が加わるようになりました。

　声が聞こえるという意味では同じ体験であっても、一方の考想化声では自分由来の声だという認識があり、他方の幻聴にはその認識がないとき、幻聴のほうが重いという見方はおそらく正しいが、だからといって幻聴が考想化声から発展するとは全く限らない。症状が現れる順序は様々であり、どの症状が現れるかも様々であり、さらには経過中にそれぞれの症状が消長することが統合失調症ではよく見られる。すると幻聴に関して言えば、起点の逸脱すなわち自分の思考の起点が本来の定位置から逸脱するという本質が様々な形で体験されるという理解がおそらく最も適切である。そのメカニズムをきれいに反映した貴重な症状として読書反響と呼ばれる、稀だが昔から知られている症状がある。

Case 4043

　本を読んでいると、男の声で、自分が追っかけた文字の内容を音読するんです。たとえば 10 行目を読んでたとすると、11 行目を先読みするんです。それが聞こえたとき自分はまず、男がなんか言ってる〜と思うんですけど、読み進めていくと、あれ、いま聞いたの本の内容だ！　って気づくんです。

　自分は本を読んでいる。声が聞こえる。その声の内容は、いま読んでいる本の内容を先取りして音読したものであることにはっと気づく。これが読書反響である。読書反響は当事者にとっては鮮烈な体験で、このように大きな驚きとして報告されるのが常である。稀な症状ではあるが、メカニズムはあまりに自明である。当事者が聞いたと体験している「声」は、当事者が読んだ内容が外部に定位されたものでしかあり得ない。そしてその内容から自分印が失われ、かつ聴覚性が獲得されて他者の「声」、すなわち幻聴として感知されている。但しそこには時間の逆転がある。事実としては、①自分が読み、②しかる後にそれが声になって聞こえているに違いないのであるが、本人の主観としては①と②の順序が逆転し、声が聞こえ、しかる後に自分が読むという形の体験になっている。人間の読字の認知過程は、第一に文字の知覚、第二にその知覚した文字の意味の把握という二段階から成っているのであるが、この順序が逆転し、

脳内に生まれた過程（意識下の知覚）が直ちに外部に定位され、しかる後に文字を知覚したことが自覚されるという事態が発生することで、主観としては自分が読むより先に声が読むと体験される。読書反響は、読字の脳内メカニズムに基づきこのように説明できる症状である。

　読書反響と類似のメカニズムが想定される体験はほかにもいくつかある。

Case 3138

　僕が隣の人と、とあるゲームの話をしていて、制作者の名前について言及しました。しかし、そのときに「そのゲームのディレクターって××じゃなくね？　知ったかぶりしすぎだろ…」という声が職場のはるか遠くの席から聞こえてきたのです。職場の状況を冷静に考えると、席の位置と声のボリュームからいってそんなことを僕にわざわざ聞こえる声で言ってくる人の存在はまずあり得ないので、幻聴なのはまず間違いないのです。しかし、実際に声を頼りにネットを検索してみると、確かに僕が言った制作者の名前は間違っていて、幻聴が言う名前が正しかったのです。こんなことがあるのでしょうか？　同様の出来事が何度も起きていて、僕の脳内には存在しない記憶や、知り得ない出来事などが声として聞こえてきて、「どういうことなんだろう？」と思って調べてみると声の通りだった…ということがよくあります。

　これは「正しい答えを幻聴が教えてくれる」という体験である。実際にはその幻聴の言う正しい答えとは、元々本人がすでに知識として持っていたことを一時的に忘れていて（つまり、記憶の中には保存されているが、それを知識として取り出すことができなくなっていた）、単にそれを思い出したにすぎない。これは、潜在記憶と顕在記憶の関係という神経心理学的メカニズムから説明可能である。潜在記憶の内容が意識にのぼる直前に声として外部に定位されたのであろう。

　さらにはこういう体験もある。

Case 3150

　「頭を痛くする」という幻聴の後に実際に頭痛がしたり、「息苦しくする」という幻聴の後に息苦しくなり、「脈を速くする」という幻聴の後に脈が速くなってしま

うのです。

　「幻聴の言った通り、体が不調になる」という体験である。これも Case 4043（読書反響）、Case 3138（正解を教えてくれる）と同様に、意識下にあるもの（自分の体の不調）が意識にのぼる前に声になったと見ることができる。いずれも当事者本人としては、自分の脳内にはないもの（そしてその内容は「正しい」）が外からメッセージとして侵入してくるという驚異の体験である。一方、類似のものとして、自分の脳内にあると自覚しているものが外からメッセージとして侵入してくるという体験もある。

Case 4044

　自分の考えたことあるいは文章を読んだ際に、その考えや文章が頭の中で声となって響くという症状に悩んでいます。黙読したときに自分の声が聞こえるというものとは違い、自分の声（自分の声ではありますがなぜか子供のような声）と機械音が合わさったような声で、テープを早送りしたように速く聞こえます。新聞記事程度の長さの文章であっても読むのにかなり苦労し、長文は読めません。小説の場合だと、長いということもありますが、登場人物の声がすべて自分の声と機械音が混ざったような声で聞こえ、そのスピードが速いため全く頭に入ってきません。また、自分の意志とは関係なく考えることがやめられず、それが頭の中で声となって響くため、うるさくてなかなか入眠できず困っています。

　Case 4043（読書反響）以下の 4 例はいずれも、内容の違いこそあっても、自分の内部にあるものが外部に定位されて感知されたという点は共通している。これは本章で示してきた幻聴系の体験すべてに共通するメカニズムで、「起点の逸脱」と表現することができる。

◆独語

幻聴が統合失調症の主観的症状の代表なら、独語は客観的症状の代表である[8]。独語という症状はしばしば、「本人は幻聴と対話しており、それを客観的に見れば独り言を言っていることになる」と説明される。だが幻聴論と題した本章の中に独語の項を立てたのは、幻聴との対話として独語を位置づけてのことではない。確かにそういう独語もあることはあるので、「統合失調症の独語は、幻聴との対話である」と説明されると多くの人は納得しやすい。だが納得しやすいことから直ちに正解であるという結論に飛躍することはあまりに危険である。幻聴論としての独語、それは「幻聴<u>との対話としての</u>独語」という間接的なテーマではなく、「幻聴<u>としての</u>独語」という直接的なテーマなのである。「幻聴としての独語」とは何か。次のケースにそれをありありと見ることができる。

Case 3535

息を止めてみたところ幻聴が収まり、口を閉じて、鼻で呼吸することにより幻聴はなくなるということを発見しました。幻聴が聞こえているとき、リラックスして半開きになった口の近くにボイスレコーダーを押し当てて録音してみたところ、自分の考えに合わせて不規則に変化する声に聞こえる息が録音されました。どうやら、自分の口の無意識の動きによって発生する独り言を他人が言っているものだと勘違いしていたようです。

これは「自分の無意識の独り言を幻聴だと勘違いしていた」という体験である。この当事者は困惑している。それまで幻聴だと信じていたものの発信源が自分で、しかも自分が喋った独語だったということに気づいて困惑している。このような体験が当事者から語られることは臨床でも滅多にない。

だがこのような独語があることは昔から知られている。たとえば安永浩の患者は、自分の幻聴を録音したというテープを持ってきている。そこには実際にささやくような声が録音されていた。どうやって録音したのかという安永からの問いに対し彼は、マイクを自分ののどにあててとったのだと答えた。さらに問うと、それが自分の声だと認めた。但しそれは自分の意志で発した声ではなく、外力に操られた「しゃべらされた」言葉だと言った。といっても彼は最初

はそれを「幻聴」と言ったのであって、すると彼にとって幻聴と独語は区別し難い体験であったということになる。「しゃべらされた」という点に着目し、安永はこれを「させられ独語」と呼んでいる[9]。

　安永の患者には独語があった。まずこれが出発点としての客観的事実である。一方、患者の主観としては幻聴があった。主観的体験の有無は本人にしか判断できない以上、幻聴があったのもまた確固たる事実である。そして実際には、客観的事実である独語と、主観的事実である幻聴は、同一の現象だったことがわかった。この患者はそれに気づいた…という表現は厳密には正確ではない。彼は「"幻聴"をテープにとってきました」と言っているのであるから、彼は自分の「独語」を「幻聴」であると認識していたのである。その幻聴とは実は独語であることを医師から指摘されて認めたという形である。これはいかにも健常人には追体験困難な現象である。自分の口で喋っていること（独語）を、他者の言葉（幻聴）と混同するなどということがあろうか[10]。だがこれもまた、「起点の逸脱」にほかならない。幻聴の内容は、いかなる場合も元々の発信源は自分の思考であって、その思考の「起点」が自分の内部の本来の位置から「逸脱」して外部に定位されることで幻聴として成立する。ここまでは本章で示してきたケースと同様であるが、その逸脱のプロセスの中間に、「自分がその思考内容を喋る」という独語が挿入されている点だけが異なっている。そして、「独語」を「幻聴」と混同するという奇妙さは、「起点の逸脱」とは本来的に、「主観と客観の混同」という現象を伴っていることを鮮烈に反映している。

　先の Case 3535 は安永のケースに似ているが、幻聴だと思っていたものが実は独語だったと自分から気づいている点が（彼は「自分の口の無意識の動きによって発生する独り言を他人が言っているものだと勘違いしていたようです」と自分から気づいている）、一つの大きな違いである。もう一つの大きな違いは、安永のケースは「外力に操られて「しゃべらされた」言葉なのだ」という、「自分の意志ではなく、外部からさせられた」という体験であるのに対し、Case 3535 はそうではない。したがって Case 3535 は"させられ独語"とは言えないが、「"自分の意志で喋っている"という自覚がない」とまでは言える。つまり独語が自分の意志によるものではないという意味では共通点がある。言い換えれば（独語という）行為の起点が、本来の起点の位置である自分の意志から逸脱しているという意味では共通点がある。

同様の現象はこのケースにも見られている。

Case 3532

妻は「機械から自分に情報が送られてくる」と言って、日常に関係がある内容を、自分の知っている人が言っている形で独語をずっと続けています。

これは（独語という）行為の起点が「機械から送られてくる情報」であって、自己ではないという意味では安永のケース及び Case 3535 と共通しており、その起点が外部にあるという点では安永のケースと共通している。「させられ独語」に当たるかどうか、すなわち「しゃべらされている」という自覚については不明だが、このような内容の独語を続けることに本人にとっての意味があるとは思えないから、それは自分の本意ではなく、「させられ独語」の要素はありそうである。また、「機械から自分に情報が送られてくる」と述べることで、より「妄想らしさ」が感じられる症状であると言えるが、ここでは「機械」は逸脱した起点（＝情報の発信源）についての本人の解釈であることに本質を見出すべきであろう。

次のケースには「機械」に当たる要素はないが、（独語という）行為の起点が自己ではないという点は共通している。また、安永のケースのように「外力に操られている」という自覚までは至らないものの、自分の意志では制御できなくなっているから、「させられ独語」にかなり近い体験である。

Case 3533

- 自分は言いたくないのに、勝手に口が喋ってしまう（心では、そんなこと言いたくない！ 違う!! と思っているのに、口が私を無視して話してしまう）
- 自分が何を話しているのか理解できないときがある（これも、勝手に口が喋っています。私自身が自分の意志で話しているという意識はありません）

先に述べた通り独語とは、思考と幻聴の中間に位置づけられる症状であると考えられるが、次のケースのように思考と独語の区別がつかなくなるという体験の存在は、その位置づけが正しいことを支持するものである。

JCOPY 498-22928

Case 4030

頭で想像している声と実際に話している声の区別がつきませんでした。もはや自分が喋っている感覚ではありません。口が勝手にベラベラ喋っていました。

次のケースのように、独語と幻聴が融合した体験もある。

Case 3814

テレビの音のする所（リビング）に行くと、テレビの人の声の中から「見るな」「くだらないことをするな」などの指令を送ってくるような信号が伝わってきて、それは声として聞こえないんですが、自分でそれを言ってしまうんです（口に出さないで自分で言うような感じ）。それと自分が質問をするとそれに対する答えが戻ってくるような信号が入ってきて、それも自分がすべて言ってしまうんです。

このケースでは、自分が受けるメッセージの自覚は「テレビの人の声の中から…信号が伝わってくる」という形式であって、明確に声が聞こえるわけではないから幻聴の定義からは外れる（「幻聴系」と呼ぶのなら適切であろう）。そしてそれを受けて自分が「言ってしまう」と述べるものの、それは「口に出さないで自分で言うような感じ」なのであるから、独語の定義からも外れる。統合失調症の症状としての独語は、このように、日常用語としての「独り言」とは一種異なるものなのである。

原点として自分の思考がある。それが運動すなわち発語として現れた時点で初めて独語の定義に合致するのであるから、そこに至るまでには思考が運動に変換される過程がある。その過程は脳内で進行し、通常は表面化することはないが、ここまで紹介してきたように、稀に自覚されるケースがある。その段階では上の例のように当事者は「言ってしまう」と表現するものの、実際には声に出していない。先の Case 3535 では「自分の考えに合わせて不規則に変化する声に聞こえる息」であり、安永のケースでは「ささやくような声」である。ここに見られるのは思考から運動に至る様々な中間段階であり、発語（運動）であるところの「独語」の定義には必ずしも一致しない。先に述べたように一般的な意味での「独り言」とは異なるのである。これは、幻聴系の体験において、

「聞こえる」と当事者が表現したとしても、実際には聴覚の体験とは異なること
と見事に一致している。したがって次のように言いうる：

> **幻聴において聴覚性は本質でない。**
> **独語において運動性は本質でない。**

　幻聴とは何か。それは、本来は自分の考えている内容、ないしは内言語が、
外部から聞こえるという体験である —— すなわち、繰り返し述べた通り、自分
の内部の思考が外部の空間に定位されたものである。先の図 1-1 は理論的考察
に基づいた作図であったが、独語と幻聴の区別が曖昧なケースの存在は、この
理論的考察をあらためて強化する事実である。

　安永のケースも Case 3535（無意識の独り言を幻聴と混同）も、幻聴か独語か
を本人は明確に区別できなかったというケースであるが、さらには、そもそも
幻聴や独語があるのかないのかもよく自覚できないケースもある。

Case 3194

　自分に幻聴があるかどうかわからないのです。私が通院を開始したのは 24 歳の
ときです。でも主治医が言うには、中学 2 年生ぐらいから自分に語り掛ける幻聴
があったみたいだねと言われています。

　この記載からは、幻聴があったことは診察した医師から見れば明らかである
ことが窺われるが、ここで注意すべき点は、「診察した」といっても、何かハイ
テクな技術を駆使して診察したわけではないことである。幻聴の有無の診断材
料は本人の話以外にはあり得ない。ということは、医師との対話の中で幻聴体
験を自分の口で語っているにもかかわらず、それでも本人は、医師から指摘さ
れるまで自分に幻聴があったことに気づかなかったのである。それはいかにも
奇妙で健常人には追体験困難な現象であるが、これもまた、統合失調症の幻聴
が健常人が推定するような「声が聞こえる」という体験とは相当に異なるもの
であることを示している。

　そして本人が幻聴を自覚できていないこと以上に奇妙に感じられるのは、独
語を本人が自覚できていないという現象である。

Case 4031

　近所の公園に出没する40歳ぐらいの女性が、常に怒り口調でもの凄い大声で独り言を言い続けてます。とにかく攻撃的な雰囲気なのです。

　この女性は無治療または治療が中断されたまま慢性化した統合失調症であると考えられるが、このように慢性化してかなり激しい独語をしていても、自分は独語などしていないと強く否認する当事者に時々出会うことがある。あれだけはっきりと独語しているのに自分がそれに気づかないはずはないから、本当は独語しているとわかっているのに認めようとしないだけだと思いがちだが、実はそうではなく、彼らは幻聴と独語の区別が自分の中では全くつかなくなっていて、独語しているという主観的認識は全くないのかもしれない[10]。

　また、診察中に「何気なく」という感じで、会話の途中に独語が挿入されることがある。これも聞き返すとはぐらかすような応答が返ってくることが多いが、当事者の主観としてははぐらかしているのではなく、自覚のないことを聞き返されて（あるいはいま自分が聞いたばかりの幻聴の内容をいきなり問われて）困惑しているのかもしれない。

　さらには一人二役独語という症状もある。

Case 2384

　30年くらい前に統合失調症になった叔母は、最近はいつでも一人で何役もこなして会話しております。たとえば、「あや（身内にこの名前はおりませんので、妄想上の人物）〜なんだ〜？　布団かぶっていいか〜いいよ〜何枚？　一枚」「全員皆殺しだ！　許してください」などです。

　長い経過で慢性化した統合失調症である。この段階になると当事者から主観的体験について正確に語ってもらうことはほとんど不可能なので推定するしかないが、一人二役の独語とは、Case 3814（テレビからの指令を声に出して言ってしまう）のような症状の進行した形と見ることができ、本人は幻聴体験があって、幻聴の声に対して自分が答えているか（そして幻聴とそれに対する答えの両方が独語として現れている）、あるいは幻聴そのものが二人の対話になっ

ている（その対話が独語として現れている）のであろう。軽症の段階では表面化していなかった症状の実相が、病気が進行した結果、生々しく顕在化したのが一人二役独語であると言うこともできよう[10]。

　一人二役というのは客観的にはかなり異様な独語で、わざとらしいとさえ感じられることもある。それは、もし健常者が一人二役でセリフを口にしていたらそれはわざとやっているに違いないことからの類推から来る感覚だが、統合失調症の症状をそのような推定方法で要約してしまうのは危険である。本項の冒頭で述べたように、独語を幻聴との対話であろうと推定することにも同様の危険性がある。独語という症状は時に不気味で理解し難いものであることから、「独語＝幻聴との対話」と整理したくなるし、そう説明すれば納得されやすい。しかし統合失調症の独語とは必ずしもそういうものではない。というより幻聴との対話は、独語という症状のある一つの型にすぎないのであって、決して典型ではない。独語に限らず、統合失調症の症状を健常者が追体験できる範囲で理解しようとすると、統合失調症という病気の本質を見誤ることになる。独語を「独り言」、幻聴を「声が聞こえる」というように要約してしまうことはあまりに安易な態度であって、当事者の語る体験に対し、性急に用語を当てはめることなく、当事者の言葉そのものに耳を傾けることで初めて、原体験が浮かび上がってくるものである。たとえば思考伝播についても、独語との関係が透けて見えるケースがある。

Case 3296

　自分の考えが人に伝わっている、というか、実際に声に出ていて周りに聞こえているのではないか？　と思うようになりました。

　これは、「実際に声に出ていて」という点で独語の要素があり、「自分の考えが人に伝わっている」という点で思考伝播の要素がある。
　彼女はさらにこう述べる。

　周りに聞こえたのではないか？　と思うときは、自分が何か嬉しいことやテンションが上がる出来事があったときに、自分では心の中で声を出したつもりなのに周りの人から見られたときです。

「周りの人から見られた」という体験に関係念慮という言葉を当てるとすれば、このケースには「独語」「思考伝播」「関係念慮」という症状が認められるとまとめることができる。

◆症候群への回帰

このように複数の症状が併存する場合の一つの考え方は、各症状の間に心理的な因果関係があるとするものである。上の Case 3296 を例に取れば、

(1) 通りすがりの人が自分を見る（関係念慮）
(2) それは自分の考えがばれているからではないか（思考伝播）
(3) すると私は自分の考えを無意識に口に出しているのではないか（独語）

という心理の流れによって症状が形成されていると考え、すると (1) が出発点であろう（実際に見られていたかどうかはともかく、本人の主観の中では見られていると感じられたことが出発点であろう）と推定する、これが一つの考え方である。

次のケースでも同じようなメカニズムが想定できる。

Case 0717

数ヶ月前から、盗聴されている気がしてなりません。お恥ずかしい話ですが、頭の中で性的なことを考えていて、それを寝言で言い、職場の人がそれを盗聴して自分のことを笑っている気がするのです。

寝言を盗聴されているという体験である。先の Case 3296 に対応させれば、次のような心理の流れとして記述できる。

(1) 職場の人が自分を笑う（関係念慮）
(2) それは自分の考えが知られている ＝ 寝言を盗聴されているからではないか（妄想）
(3) すると自分は性的な考えを寝言で言っているのではないか（寝言）

　このケースでの「盗聴されている」は「妄想」に分類できるが、「自分の内部にある思考が他者に知られている」という意味では一つ前の Case 3296 の「思考伝播」と区別し難い。また、「寝言」と「独語」は、「自分の意志ではコントロールできない発話」という意味で共通しており区別し難い。すなわち、「自分の内部にある思考」が「外に出してしまう」ため「人が反応している」という基本構造としては Case 0717 と Case 3296 は全く同じである。そしてこの構造は、「人が反応している」（自分を見る、笑っている）という関係念慮を出発点として、そこから心理的に派生してきたと要約することが可能である。Case 3296 であれば、(1) 関係念慮 → (2) 思考伝播 → (3) 独語（実際には、独語しているのではないかという懸念）という順序である。

　以上は複数の症状が併存する場合の、症状相互の心理的因果関係による考え方であるが、もう一つの考え方は、複数の症状（たとえば、関係念慮・思考伝播・独語の三つ）には共通する脳内メカニズムがあり、そこから発生して表面化した症状が、この三つの形を取っているとするものである。前者を心理学的な考え方、後者を医学的な考え方と呼ぶことも可能であろう。だが後者の「共通する脳内メカニズム」は今のところ単なる仮定にすぎないのに対し、前者は当事者の気持ちを十分に汲んだ解釈であり、より納得しやすいものに思える。しかし、納得しやすいことをもって、その考え方を正しいものとして採用するのは軽率である。どちらが正しいかを決定することは、現代のいかなる知見を適用しても不可能であることを十分に認識したうえで、慎重に考察を進める必要がある。

　第一に、複数の症状が併存するとき、それらの症状の間に心理的な因果関係があるとするのは（それが前者の「納得しやすい」考え方である）、医学的には例外的な事態に属する特殊な考え方であることを認識しなければならない。交絡因子を排除するため、認められた症状を抽象的な記号の A、B、C としてみよう。原因もメカニズムも不明な段階で、A、B、C が一人の患者に併存しやすいという事実があるとき、医学では通常それを「症候群」と呼ぶ。そして A、B、C それぞれについて発生メカニズムをできる限り明らかにし、共通項を追究する。そしてあるメカニズムに収束することが見出されたとき、A、B、C の原因である病気の本質 X が見えてくる（図1-3左）。これが医学の歴史で繰り返されてきた手法であって、この手法により人類は多くの病気を解明し、治療法を開

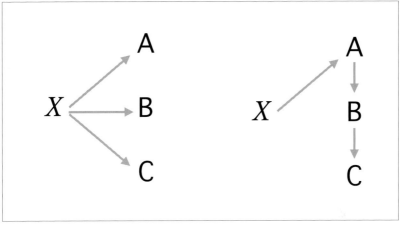

図 1-3　病気の本質と症状

　X が病気の本質、A、B、C が症状を示している。
　左：原因 X から、A、B、C が導かれる。
　右：原因 X から A が導かれ、A から B が、B から C が導かれる。
　A、B、C が精神症状のとき、右の考え方のほうが自然に感じられることがしばしばあるが、医学本来の考え方は左の、「X を原因として、A、B、C が症候群として現れる」というものである。

発してきた。統合失調症がまだまだ未知に溢れた病気である以上、この手法を排除する理由はない。また、この手法による究明の過程において、A、B、C という症状間に因果関係があるという事態は、あるとしても特殊な状況であって、そのような事態を考える前に、X と A、B、C の因果関係を考えるのが正道である。

　ところがここに第二の問題がある。それは、A、B、C が精神症状すなわち心の動きであるとき、A、B、C の間には因果関係があると考えるほうが日常感覚的にはむしろ普通だということである（図 1-3 右）。たとえば「a 侮辱を受けたと感じた」「b くやしい」「c 攻撃する」の三者には自然な因果関係が認められる。「a 助けられたと感じた」「b 嬉しい」「c 好意を持つ」の三者にも自然な因果関係が認められる。a からの心理的な帰結として b が生まれ、さらに b から c が生まれるのは人間の心理の流れとして十分に理解できる。逆に、a、b、c がそれぞれ独立的に発生していると考えるのはきわめて不自然かつ不合理である。では図 1-3 左の X を追求する医学の定法に沿った手法と、右の A、B、C に因果

関係を見出そうとする心理的に自然な手法のどちらが正しいのか、判定は容易でない。

そして関連する第三の問題は、当事者本人もまた、自分の症状を正常心理で解釈しがちだということである。すなわち、自分の心の動きには心理的に了解できる因果関係があると解釈する。上の Case 3296 で、「周りの人から見られたとき」に、「自分の考えが声に出ていて周りに聞こえたのではないかと思う」がその好例で、本人がそのように言っているということは、その解釈が正しいことの何より強力な証拠のようだが、人間には自分の心の動きに対して理由を後づけし、しかしその後づけ理由が真の理由であると考えるという特性があることに留意しなければならない[11]。この特性の結果、当事者本人の中で解釈と事実が混同される。症状の出現順序も歪められる。そして先に指摘したように、症状そのものについては、既存の言葉に当てはめようとすることで原体験からは遠ざかることも合わせると、当事者の語りは最大限に尊重する必要がある一方で、その語りには宿命的に歪みが内在していることを認識しなければならない。

症状相互の心理的因果関係で、臨床的に最もよく出会い考えさせられる機会が多いのは幻聴と被害妄想の関係であろう。「自分への悪口が聞こえる」という幻聴と、「自分はみんなから嫌われている」という被害妄想は統合失調症ではよく併存するが、それは幻聴がまずあって、だから自分は嫌われているという被害妄想が発生したのか、あるいは被害妄想がまずあって、そのため過敏になって悪口を言われているという実感にまで至ったのか。どちらもそれなりに納得できる解釈であり、現に当事者はこのどちらかの順番を実体験として述べる場合がある。だが、当事者によってどちらの順番を述べるかはまちまちであることからは、どちらの「実体験」も当事者の「解釈」にすぎない可能性が高い[11]。すると幻聴と被害妄想の併存は、「症候群」であって、両方に共通する原因 X があると想定するほうが医学的に正当な推論である。そしてその X の有力な候補は前述の「起点の逸脱」である。幻聴の起源は本人の思考以外にはあり得ないから、幻聴を思考の起点の逸脱とすることは論理としては異論の余地はない。一方、被害妄想については、自分の思考を他人に投影したとみれば起点の逸脱と言えるが、幻聴に比べるとこの解釈にはやや無理があり、仮説として保留とすべきであろう。

　幻聴と被害妄想の併存に比べると、幻聴と独語の併存の頻度は低い。しかし、Case 3535（無意識の独り言を幻聴と混同）のように幻聴と独語に移行があることは、どちらも起点の逸脱という共通のメカニズムから生まれているという推論を強く支持する事実である。

　起点の逸脱は前掲の図1-1、図1-2のようにシンプルに図式化することが可能であるが、これらの図には示し切れていない要素が少なくとも二つある。

　一つは、起点の質すなわち思考の内容である。すなわち起点を逸脱した思考の内容は、当事者の本来の思考なのか、それとも傍流の思考、言い換えれば深層にある思考なのか。これは、そもそも何が「本来の」思考なのか、さらには、人間の思考を「本来の」思考とそうでない思考に分けられるのか、という難解な問いにかかわってくる。

　もう一つは時間の要素である。自分の内部にあるものが外に定位され、それを知覚したと自覚されるのであれば、自分の内部にあるものと外の現象が時間的に一致していると感じられるはずである。そう考えると、統合失調症の当事者が、外部の出来事を「妙にタイミングが合っている」と訴えることが多いことに思い当たる。自分が考えたことや、自分の行動について、干渉してきたり批判してきたりする幻聴がその典型である。

◆シンクロ体験

　同じ幻聴といっても、その苦痛の程度はケースによってまちまちであるが、自分の行動や思考にリアルタイムで直接かかわってくる幻聴は、特に苦痛の強いものの一つである。

Case 2495

　向かいの家からの嫌がらせに本当に困っています。うちの窓が開いているとわざと大きい物音を立てたり、毎日監視するようにうちの様子を見ていて、うちが立てる物音を聞いては「うるさい」「死ね」と小声で言ってるのが聞こえます。

Case 3531

　隣の住人は私が朝起きるのと同時にテレビを大音量で流します。そして私が夜寝ようとするときは必ずトイレの水を3回流します。毎朝毎晩のことなのでイライラしてしまいます。

　このように「自分の行動や思考にリアルタイムで直接かかわってくる」という体験を、その同時性に着目して仮にシンクロ体験と呼ぶことにする。シンクロ体験としての幻聴は、しばしば、自分の近くの実在の人物から発せられたものとして体験されるので、当事者は憤慨して苦情を訴えることが多い。次の3例はいずれも、身に覚えのないことについて苦情を言われて当惑している隣人からの報告である。

Case 1975

　隣に住む人が家に来て「いつもうちを見張るのをやめて欲しい」「自分は布団を干したいのだが、布団を干すたびに、お宅から大きな物音がして怖くて干せない」とおっしゃるのです。

Case 1840

　階上のほうからトイレの音の苦情があり、理由を聞いてみたところ「私が10回トイレに行くとするとお宅は8回は一緒に入ってきてザーッと流す」と言われました。また、「常に監視されてる、私がベランダに行くと出てきて覗かれる。私がこっちの部屋に行くと後をついて入ってくる。足音がうるさい」などとも言われました。

Case 3113

　当家の物音に異常に敏感になり「起きた途端、洗濯機を回した」「裏にいると、換気扇を回す」など当家が隣家を常に覗き見し嫌がらせをしていると思い込んでいるようです。

　いずれも、「あなたは私の行動にタイミングを合わせて騒音を出している」という苦情で、そのような音を出すということはわざと嫌がらせとしてやっているのであり、それができるのはいつも監視しているからだ、という論理になっている。現代の都市においては騒音の苦情は非常に多いものの一つで、「生活音に過敏な人」「クレーマー」などと表現されることが多いが、苦情の対象となっている音が自分の行動とタイミングが一致していると訴える場合は、シンクロ体験に基づく場合が多いと考えられる。それでもクレームの対象が隣人など特定の人に限定されていると病理性が見過ごされてしまうこともしばしばあるが、次のケースのように対象が近所全体に拡大していれば、症状であることは明白である。

Case 0747

　3年前から近所の人が変なんです。嫌がらせをしてくるんです。テレビを見ているとき、「がらー、がらー」と何度も、何度も連続的に下の階の人が、その人の部屋のふすまのドアを開けて、嫌がらせをします。私が楽しんでいるときに音で邪魔してきます。その人だけでなく、向かいの人、隣の家の人みんなで、私に嫌がらせをしているんです。なぜか音を立てなくても私がしていることが周りの家の人にはわかるんです。夜、私が寝ているときも起こそうとして何度も、何度も隣の家の人がその人の家のふすまを開けたり閉めたりして私を起こそうとしてきます。だから文句を言います。でも、隣の家のチャイムを鳴らしても、出てきてくれません。何度も行ってみたんです。でも音は隣の家からするんです。私は精神的に苦しいです。「もう嫌」って何度も思います。隣の家の人は、私が深呼吸をすると、ふすまを何度も連続して開けてきます。その音は、私が深呼吸しているのを知っているかのようです。お風呂に入っているときも、私がバスタブに浸かると音は聞こえ出します。別の部屋の隣のおじさんは10回くらい咳払いしてきます（テレビを見ているとき）。もう、私に死神でもついてしまえばいいって思ったりします。泣いても意味がありません。一度引っ越したんですがそこの隣の人がお昼に勢いよく窓を何度も連続して閉めてきました。アパートなので、びっくりするくらい大きな音です。その人は全然知らない人です。毎日です。引っ越しても意味がありません。私は眠る寸前で音で起こされるので、睡眠薬がないと眠れません。私は明日が来るのが憂鬱です。だから寝るとき胸が絞めつけられます。

毎日が嫌です。向かいの人は私が寝るときになると決まって蛇口を閉めています。ふとんに入るとすぐ聞こえてきます。その音はずっと続きます。私がうとうとすると決まって、隣の家のふすまが開く音がします。生きてても意味がないんじゃないかと思うくらいです。

　次の例も音に対する強い苦情であるが、対象である「音」が「声」である点がここまでの例とは異なっている。

Case 0396

　3週間ほど前に、隣の部屋から深夜、壁を殴る音が聞こえました。そして、翌日にその部屋の女性が、もの凄い剣幕で怒鳴り込んできました（ドアを激しく叩きチャイムを鳴らし続け「Ａさん！ ちょっと！ Ａさん！」と大声で怒鳴る）。

　たまたま主人が在宅していましたので二人で話を伺ったところ、
「我が家の壁から昼夜問わず騒音がしてうるさくて我慢ができない。眠れない」
「一日中ストーキングされていて、料理をしていれば"味噌を入れたよ"と嘲弄され、窓掃除をしていれば"それ誰が使った歯ブラシ？"と嘲笑される」
などと、大変な剣幕で苦情を言われました。警察にも何度も通報しているとのことです。

　これは統合失調症の症状としてよく知られている「自分の行動を批評する幻聴」に当たるが、まさにシンクロ体験である。苦情の対象が「声」でなく「生活音」の場合は、その症状は「音に過敏になる」などと呼ばれるのが普通だが（または、症状ではなく単に音に過敏な人とみなされることも多いが）、上のCase 0396のように「声」になれば明らかに幻聴である。「音に過敏」と呼んでしまうと、それはかなり非特異的な症状だが、シンクロ体験という観点で見れば、統合失調症に特異的とされる症状である「自分の行動を批評する幻聴」との連続性が浮き上がってくる。

　次に示すのは当事者の側から見たシンクロ体験である。

Case 3464

20代の男子学生です。寮に住んでいたとき、私はできる限り静かに勉強をしていたのですが、隣の部屋の学生も張り合って勉強しているように感じました。たとえば、僕が休憩している間、アピールするかの如くペンで何か書くような音が聞こえたり、私が就寝しようとして、電気を落とした後、しばらくの間ペンで何か書くような音が聞こえます。そのため引っ越したのですが、それでも、上の部屋、隣の部屋の住人から勉強をしていると邪魔されてるように感じます。というか気に掛けられてるような気がします。

彼は、隣や階上の人に監視され、自分の行動に合わせて物音を立てられていると感じている。次のような盗聴体験も同種と思われる。

Case 3791

私や家族しか知らない内容を私に向かって話すかのようにお前の弱みを握ってやったようなこと（私や家族しか知らない内容）を言うのです。それは妙に信憑性があり、私が独り言を言うとそれに対してよいタイミングで返事が返ってくるので、盗聴によるものだと思います。妙にタイミングがよく、また独り言なので隣の部屋にいる家族でさえ聞こえることがない声量ですから、盗聴機を仕掛けなければ聞き取れるはずがありません。

シンクロ体験は、隣人からの幻聴とは限らず様々なものがある。また、ここまで示してきたのは当事者が「寝ようとしたとき」「勉強しているとき」「起きたとき」「独り言を言ったとき」などの行動に合わせてのシンクロ体験だが、行動だけではなく思考にシンクロする場合もある。

Case 2345

恋愛の楽しいことを思っていると「結婚の日取りが決まっているんでしょ？」と聞いてきて私の考えが筒抜けだった。会社でトイレに入っていると扉をガンガン叩かれて上司に「やめてしまえ」と言われた。

Case 2460

　いつも周りの人間から馬鹿にされてとてもつらい。彼らは私が何かしら行動を起こそうとするとそれについて罵倒する。

　シンクロ体験は統合失調症当事者の体験として非常によく見られるもので、幻聴と呼ばれたり、あるいは自己関係づけと呼ばれたり、関係念慮と呼ばれたり、妄想知覚と呼ばれたりしている症状である。シンクロ体験はしたがって何ら新しいものを提示したわけではなく、そこに時間という視点を導入して再記述したということにすぎない。この視点に仮に意味があるとすれば、起点の逸脱という、統合失調症の他の症状に見られるメカニズム、あるいはさらに統合失調症の本質に接近できるかもしれないメカニズムとの関連が見えてくるという点である。

　自分の行動（や思考）にタイミングを合わせて何か言われる・動きがある、という体験は、単に関係念慮の中の強力な一型であると解釈することも可能で、そうであればシンクロ体験などという言葉を持ち出す必要はない。しかし、Case 3535（無意識の独り言を幻聴と混同していた）や安永のケース（幻聴を録音してきた）のように、独語と幻聴が区別できないという稀な体験に注目することによって、独語というごく一般的な症状から一歩先に進んだ地点に進むことができたように、当事者自身の観察や洞察によって、それまでありふれていると見られていた症状についての理解が大きく深まることがある。シンクロ体験にも、そのような稀で貴重な例がある。前田貴記が2009年に報告したケースである [12]（ここでは便宜上 Case「チャンネル」と名づけておく）。

Case「チャンネル」［前田］

　レジの音とか、人とすれ違う時、チャンネルが合っちゃって、離れない。何か一緒になっちゃう。

　これがその20代男性の体験である。「チャンネルが合っちゃって」という訴えにはシンクロ体験という色彩が感じられるものの、これだけでは抽象的でまだよくわからない。彼はさらに次のように述べる。

遠くにいても近くにいるような…。つかず離れずという感じ…。スパっと切ることができない。うまくいかず、フニャフニャした感じ…。もどかしい、切れない…。仕切れない感じ…。もどかしい、切れない…。

　主観的体験を表現するぴったりした言葉が見つからず、身悶えるように言葉を探している様子が読み取れる。このようなとき、たとえ言っている内容がよくわからなくても、当事者の言葉を最大限尊重し、言葉通りにまず受けとめることが、原体験に接近する最善かつ唯一の方法である。その意味でこの記録はきわめて貴重である。

　さらに彼はもう少し具体的にも語っている。

牛井屋でも不自然になっちゃう。常に周りを見てる。マネして食べてる。つられるようにして食べる。そうしないと食べられない。

　ここまで傾聴してから初めて前田は、当事者の体験の明確化を試みている。「食べていない人の動きを見ているとつられて食べられないということ？」という質問である。それに対する当事者の答えはこうであった。

そう。食べている人と合わせないと食べられない。他の人とチャンネルが合っちゃうと、集中できない。食べられない。自分に境界がない感じ。知らず知らずのうちに、チャンネルが合ってしまう。

　かくして、冒頭の「チャンネルが合っちゃって」という言葉で彼が伝えようとしていた原体験が姿を現す。自分の行動と他者の行動の時間的一致＝シンクロ体験を、彼は「チャンネルが合う」と表現しているのである。

　このケースで特に注目すべき点は、彼のシンクロ体験には方向性がないことである。「自分の行動や思考にタイミングの合った幻聴」には、「他→自（外部→内部）」という方向性があるが（その前提として、自分の行動や思考が他者に何らかの形で察知されているという「自→他（内部→外部）」の方向性がある）、前田のこのケースの体験は無方向性である。自と他が単にシンクロしていると言ってもよい。当事者はこの体験を解釈することができず強く困惑している。

他→自という方向性があれば「自分の思考や行動にタイミングを合わせて他人が何か言ってくる」と本人が解釈（それは自然に他人に対する憤慨に繋がる）することが可能であることと対照的である。

　このケースはこの後に明確な幻覚妄想状態を前景とする統合失調症が顕在発症している。したがって彼のシンクロ体験は前駆段階の症状として現れたものである。シュナイダー 1958: 116 の表現を援用し、前田はこの体験を「自他境界の透過性亢進となる自我障害の萌芽」であると結論している。

◆自他境界を超えて

　「自他境界の透過性の亢進」とは、自分と他者の境界という、健常であれば明確に存在するものが曖昧になることを意味している。このメカニズムで説明できる最もわかりやすい例は、自分の思考が他者に伝わるという思考伝播と、その逆方向に他者の思考が自分に伝わるという思考吹入であろう。健常であれば、自分というものはいわば堅牢な殻に包まれており、思考が内部と外部を行き来することはあり得ないが、その殻に透過性が発生することで思考が自と他を行き来するようになる。思考伝播と思考吹入という現象はそう描写することができる。

　このような透過性の亢進は、建物の壁の状態にたとえることが可能である。壁が堅牢であれば、建物の外と内は截然と分離されている。だが壁が薄いと、音や温度などが行き来することになる。外の音が聞こえる。内の音が外にいる人に聞かれてしまう。外の寒さや暑さが内の温度に影響する。内の暖かさや涼しさが外に逃げる。さらに壁に穴があき、そして崩壊すれば、もはや内と外の区分は消滅する。

　人間も健常であれば、内界と外界の間には堅牢な壁が存在する。それは自他境界あるいは自我境界と呼ばれている。この境界の透過性が亢進すると、自分の思考と他者の思考が混乱し、ここに「主観と客観の混乱」という現象が発生する。統合失調症の多くの症状、たとえばあらゆる被影響体験は、自他境界の透過性亢進によって説明できる。建物の比喩に従えば、壁が薄いために外から音や冷気が入って来るのである。

　但し説明できない重要な部分が残る。それは起点の逸脱である。たとえば思

考が外から入って来るという体験を壁の透過性亢進で説明できるのは、文字通り「外から入って来る」という点だけであって、その入って来る（と感知される）思考が、元々は自分の思考であったという点は説明できていない。自分の思考の起点が自分から逸脱して外に定位されるという、最も重要な点がまだ説明できていない。

　このように未解決な部分はもちろん残されているものの、統合失調症に本質というものがもしあるとすれば、それは自と他の境界の周辺にあって、統合失調症の当事者が語る、一見すると奇妙で、時にはわけがわからないとさえ思える言葉の向こうに隠されている。そこで、あらためて当事者の言葉に戻ってみる。

◆ 2段階の言語化＝成型化

　聞こえる。見える。痛い。熱い。楽しい。悲しい。どれも主観的体験である。人は主観的体験を言葉で他人に伝えることができる。だが言葉は体験ではなく、体験の影でしかない。それでも言葉で体験を他人と共有できるのは、他人も同種の体験をしたことがあるという前提があるからである。また、本人としても、過去に同種の体験をしたことがあるからこそ、今回の体験をその体験と一致していると判断することで、過去に身につけた同じ言葉で表現できるのである。

　逆に言えば、全く初めての体験については、表現する言葉が存在しない。

　たとえば、赤道直下の砂漠地方で生まれ育ち、自分の土地以外についての知識が全くない人物が、寒帯を訪れ、生まれて初めて吹雪というものに遭遇したとき、彼はその体験を表現する言葉を持たない。吹雪という言葉は知らないし、そもそも吹雪という概念を持たない。雪も知らない。冷たい風というものがあることも知らない。寒いという概念さえないかもしれない。彼が過去に体験したものの中で吹雪に一番近いものは砂嵐であろう。だが砂風とはどこか違うと彼は思う。一方で共通するところもある。それが強い風であること。つらく苦しいと感じられること。皮膚を刺すような感覚が襲ってくること。細かい粒状の物が次々と飛んでくること。それらは感知できる。だがぴったりする言葉が彼の中にはないから、砂嵐にたとえて表現するしかない。

　統合失調症の幻聴系の体験も、この砂漠の民にとっての吹雪と同じである。

当事者は何かを感知している。だが体験したことがない種類の感知である。であれば、その体験には全く新しい名前をつけるのが最も正しい言語化ということにもなるが、それはすでに言葉ではない[13]。言葉とは他人に通じて初めて言葉として機能するのであるから、本人ひとりにしか通用しない言葉は、言葉ではない。幻聴系の体験についての、「○○という意味のことが聞こえる」とか「意味が聞こえる」という表現は当事者が自分の体験を伝えようとする精一杯の表現である。しかしそれは決して原体験を正確に反映するものではなく、吹雪を砂嵐として表現するようなものである。これは体験の言語化であるが、さらに一般化・抽象化すれば、図形を描く方法として線分による構成しか持たない状況下で円を表現しようとして、近似した図形として正方形で代用することに等しく、それは円を正方形に成型することにほかならない（図1-4）。これが第1段階の成型化である。

　もし彼の話を深く聞こうとしなければ、彼は少し珍しい種類の砂嵐に遭遇したのであろうと人は思うだけかもしれない。それは彼が正方形だというからには正方形なのであろうという安易な解釈であって、この態度においては、原体験である円に到達することはできない。だが彼の話に真摯に耳を傾ければ、砂嵐とは似て非なるものであることに気づく。そしてそれは吹雪のことであるという事実に到達できる。彼が言う正方形とは、実は円のことだとわかる。

　しかし統合失調症の体験についてはそうはいかない。なぜなら彼の話を聞く診察者もまた、砂漠の民だからである。吹雪の体験はなく、吹雪という概念を持たない砂漠の民だからである。診察者は統合失調症の幻聴系の体験をしたことがない。したがっていくら当事者の話をよく聴いても、真の意味での追体験をすることはできない。

　そこで足を止めれば、事態はさほど壊滅的にはならない。統合失調症当事者の体験は、既存の言葉では表現し得ないものであるという認識を維持し続ければ、原体験から著しく遠ざかる事態にはならない。だが残念なことに、人は体験に名前をつけずにはいられないのである。言葉にならないままにしておくと、今にも雲散霧消してどこかに行ってしまうような不安にかられる。だから言葉にする。名前をつける。名前をつけると安心する。さらにはそれだけでわかったようなつもりになる。名前をつける前と後で、事態は何も変わっていないに

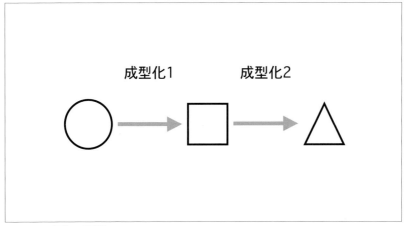

図 1-4　2段階の成型化
　円が統合失調症の当事者の原体験、正方形が当事者の言葉による原体験の表現、三角形がそれに当てた専門用語を示している。
　原体験に 100％ 適合する言葉は存在しないから、当事者が原体験を言葉で表現しようとすれば、近似的な言葉で代用しなければならない。これが第1の成型化である。その近似的な言葉による表現に診察者が専門用語を当てれば、それは第2の成型化である。結果として専門用語で表現された症状は、原体験からはかけ離れたものにもなりうる。

もかかわらず。いや事態は変わっていないよりさらに悪い。名前をつけることで、原体験からさらに離れるという事態が現出する。これが、統合失調症当事者が語る体験に、精神医学的な用語をつけたときに発生している事態である。対応する言葉がない原体験を当事者が何とか努力して言葉にする過程を先の通り第1の成型化とすれば、診察者がそこに専門用語をつけるのは第2の成型化である。ここに至って成型化は致命的なまでに完成する（図 1-4）。

　当事者が「聞こえた」と表現する限り、それを幻聴と呼ぶのは、仮の命名としては適切であろう。だがそのような専門用語による命名は、正方形をさらに三角形に成型したことに等しい。成型化であること、近似的な表現であること、原体験からは一定のずれがあることを認識していれば、専門用語で命名することは有益である。名前を一切つけなければ、先に進むことができない。だが往々にして、名前から実態を判断するという本末転倒が生ずる。定義を定めることがそこに拍車をかける。当事者の体験を幻聴と呼ぶ。そしてそれを知覚の障害であるところの幻覚の一種に分類し、幻覚を「対象なき知覚」と定義する。

この瞬間、幻聴は原体験とは全く異なるものに成型化される。はっきり聞こえたのでない体験が幻聴という症状から除外される。「言われた気がする」という体験が除外される。幻聴という言葉の定義からすればその通りであるが、それは統合失調症の原体験から、後づけの定義に合わない部分を除外していることにほかならない。原体験の円を三角形に成型化し、そして三角形からはみ出す部分を切り取って捨てていることにほかならない。

　声が聞こえると当事者は言う。だからそれは幻聴と名づけられる。それは、当事者としては原体験に最も近い言葉を既存の言葉の中に求めれば「聞こえる」であって、診察者としては「聞こえる」が最も追体験しやすいからである。そして今度は幻聴という専門用語が定義される。はっきり聞こえるという体験を指して幻聴と呼ぶ。それは言葉の使い方として正しい。それに対し、言われたと感じるだけなら勘ぐりや自意識過剰で、それなら正常範囲である。それもまた正しい。

　だがそれは砂漠の民の論理である。健常者の枠内で統合失調症の体験を見た場合の論理である。強風と、舞い散る小片。そこまでなら砂嵐も吹雪も同じである。だがそこに、低温や雪という、砂漠の民には未体験の概念が加わっている。「声」ではなく「意味」が直接に感知されるという、健常人には未体験の、したがって追体験できず、したがってそれに当たる言葉がない概念が加わっている。それは既存の言葉では表現できない。

　精神医学では言葉の重要性はしばしば指摘されるが、研修医などへの教育場面でしばしばなされるような、単に「言葉が重要である」とか、「本人の言葉をよく聴く」といった抽象的な教示では具体的にどうしていいかわからず、それどころか、ただ漠然と言葉を尊重するだけではかえって理解が歪むことにも繋がりかねない。本人が砂嵐と表現する以上は、それを尊重し、原体験は砂嵐であろうと受け取るのは、正しい姿勢ではない。言葉とは原体験を理解するための媒介物であり、したがって原体験が言葉に変換されるメカニズムを意識したうえで当事者の言葉を傾聴しなければならない。当事者の語りをよく聴くことは大前提として重要なことであるが、そこには技術がなければならない。その技術とは、統合失調症という病に想定される本質、さらには言葉の本質にかかわってくる。

　自ら「幻聴がある」と述べる、発症から15年を経たある当事者（前田貴記の

症例。ここでは便宜上「15年」と名づけておく）は[14]、その聞こえる内容は「面白いねぇ」「そんなこと言ってんじゃないよ」などであると報告する一方で、「耳にではなく、頭に認識が生じる」と言う。さらに「ことばが認識される。音ではない。言っているように認識される」と言う。ではなぜそれを幻聴と呼ぶのかという前田からの問いに対して彼は次のように答えている。

Case「15年」［前田］

　幻聴ということばはおかしい。幻聴ということばは慣用で使っているだけ。どこかで覚えちゃっただけ…。実感とは違う。実際に聞こえてるわけじゃない。最初に言った人が悪いと思う。

　「最初に言った人が悪い」という彼の訴えは、本当は円なのに精神科医が三角形という名前をつけたことの不条理を、当事者の立場から鋭く糾弾している。

　本章で示してきた通り、統合失調症において幻聴と呼ばれている症状は、思考吹入や独語と区別し難く移行している。言い換えれば、幻聴の輪郭は拡散している。それどころか輪郭はほとんど消失している。この事態は、幻聴と命名するという成型化問題をそのまま反映している。名前をつけた瞬間に、概念は実態から離脱を始めるのである。

　しかしそれよりはるかに臨床的に重要なことは、輪郭が拡散しているのは成型化の反映であると同時に、幻聴と呼ばれているものの原体験の反映でもあるという点である。当事者は確かに聞こえるという体験をしている場合もある。だがそうでない場合もある。のみならず、確かに聞こえたのかそうでないのかが当事者にもよくわからない場合もある。幻聴と思考吹入が区別し難いのは、言葉のレベルだけでなく、原体験のレベルで区別し難いのである。そしてさらには、聞こえているのか自分が発語しているのかが区別し難い場合さえある。当事者が幻聴と独語を混同するという事実がそれである。こうなると原体験は、いかなる既存の言葉の枠内にも収まらないということになる。

　本章は冒頭で、統合失調症の幻聴は聴覚性が希薄であることを示し、したがって幻聴と名づけられてはいるものの、聴覚性は本質でないことを確認することから開始した。そこで提示した「幻聴系」は、言葉としてははなはだ曖昧だ

が、吹雪を知らない砂漠の民が、知らないことを自覚して、謙虚に吹雪を言葉で表現するとしたら、そして、完全な新語を作ることは避けるとしたら、「嵐系」とでも呼ぶのが現実的な妥協点として適切であろう。それを砂漠から臨床に平行移動したのが「幻聴系」という命名である。名前をつけないわけにはいかない。人は物事に名前をつけることで、言葉で思考を進めることができるようになる。ところがしばしば逆に、言葉によって混乱し、不合理な判断に陥る。その主たる原因は、事実について十分に吟味していない段階でそこに名前をつけ、その名前から事実を逆照射するためである。出発点は定義ではなく、事実でなければならない。事実の全貌が明らかになる前につける名前はあくまで仮のものであり、事実を検討するための道具にすぎない[15]。特に主観的体験については、本来知り得ないものである以上、輪郭が明瞭な名前をつければ事実から遠ざかることになることが避けられない。幻聴系はいかにも曖昧な名前だが、事実が不明であることを常に意識しての命名である。幻聴と呼ばれている、統合失調症に最も高頻度ともされる症状は、多彩に見えるこの疾患の多くの症状と区別し難く移行している。

幻聴論　の注

1）本書で紹介するケースは、特に断りのない限り、精神科症例集
   http://kokoro.squares.net/ から、許可を得て転載したものである。同サイトは
   1997年以来、当事者から（一部は家族などから）管理者に寄せられた2万件以上
   の報告から抜粋したケースシリーズである。

2）統合失調症の当事者が幻聴として「聞いた」とするその具体的内容を説明できな
   いことが多いのは、当事者の話をよく聞けば明らかである。たとえばクレペリン
   1913: 10 は次のように記している。

   　患者は声について大ざっぱなことしか言うことができず…

   我が国でも多くの精神科医が精密な観察に基づいて同様の記載をしている。い
   くつか例を挙げる。

   　"感覚性" そのものでいうと、これらは正常人の聴覚の具体性とは一種異なるもの
   である。患者によっては、「聞こえるのではないがわかる」という。実際、患者は
   "聞こえる" 言葉そのものを具体的に再生することがしばしば困難なことがあるが、
   その内容意味はとらえている。
   （中略）
   聴覚という "知覚" よりも、思念、言語イメージの性格に近づいている
   　　　　　　　　　　　　　　　　　　　　　　　　　　　　　（安永 1978: 23）

   　分裂病者の幻聴は詳細に観察すると明確な感覚的性質を有しないことが多く、し
   ばしば「耳へ聞こえるのではなく頭に響くのです」、「電波で考えが伝わるのです」
   などといい、実在の声とは区別されるのが普通であるが、時として実在の人声と全
   く同様の感覚性を有すると主張する場合もある。
   　　　　　　　　　　　　　　　　　　　　　　　　　　　　　（村上 1942: 42）

> 幻聴患者には、時おりふと声が聞こえてくるものの、何と聞こえるかその通りに
> 申告することはできない。その意味は分かっていても、聞こえる言葉をその通りに
> 具体的にいいあらわせない。意識の場の辺縁における意味がとつぜんふとわきだつ
> たのでそれに気づくといつた方が、よい位である。
>
> （中略）
>
> 辺縁意識の前景化のときには、聞こえるというものの、普通の聴覚体験とは大分
> ちがうものである。患者は、ふと浮かびあがる思考なのか、声なのかわからなく
> てしまう。ひとりでに浮かびあがる観念、思考吹入となることもあるし、半分は聞
> こえ、半分は考えであるとか、声ではないが言葉となつて感じるとか、頭の中に声
> になつてひびくなど、さまざまなことをいうが、辺縁意識の前景化の場合には、普
> 通の知覚思考体験とちがうのであろう。
>
> （西丸四方: ダーザインとゲシュタルト. 精神医学 1: 9-13, 1959).

3) 本書では、統合失調症の当事者が、何らかの意味のあるメッセージを聴覚または
その周辺の感覚として感知する体験を幻聴系と呼ぶ。統合失調症の幻聴では聴覚
性が希薄であることは上記 2) で指摘した通りであるが、「聴覚性が希薄」とは、当
事者が「声が聞こえる」と述べた場合にその声について言えることであって、そ
もそも声が聞こえたのかどうかが曖昧である場合は聴覚性は希薄というより聴覚
体験と言えるかどうかさえ曖昧と言うべきであるから、「聴覚性が希薄」以前に
「聴覚性は本質でない」というほうが正しい表現であろう。しかし、聴覚性が明瞭
な体験でなければ幻聴とは呼ばないとする立場も十分に考えられることから、本
書では「系」を付して「幻聴系」としたものである。

4) 村上 1942: 42 は幻聴の中に本書でいうところの幻聴系を含めて考えていることを、
次の記載から読み取ることができる。

> 分裂病者の幻聴は詳細に観察すると明確な感覚的性質を有しないことが多く、し
> ばしば「耳へ聞こえるのではなく頭に響くのです」、「電波で考えが伝わるのです」
> などといい、実在の声とは区別されるのが普通であるが、時として実在の人声と全
> く同様の感覚性を有すると主張する場合もある。

5) 精神活動の起点は脳内にある。その起点が本来の位置から逸脱し、外部からの声
として感知されるのが統合失調症の幻聴である。このとき、ホムンクルスの誤謬
に陥るとすべては無意味な議論になる。

　　ホムンクルスの誤謬とは無限後退と呼ばれる破綻した論理の一つで、人間の認
知機能は最終的に脳の中のある一つの部位に収束するという論である。その部位
をホムンクルス＝小人と呼ぶ。たとえば人間が目で見たものを認識できるのは、
その認識を司る部位が脳内にあると説明する論がこれに当たる。このとき、では
「その認識を司る部位」ではどのようにして認識するのかという問いが発生し、そ
れに答えるにはさらにその認識を司る部位の中にその認識を司る部位を仮定しな
ければならず、そしてさらにその部位の中に…と説明は無限に続く。これが無限
後退である。これをホムンクルスの誤謬と呼ぶのは、この論は「その認識を司る
部位」にホムンクルス＝小人の存在を想定することにほかならず、するとその小
人の脳内にある認識部位を想定し、するとその認識部位もさらに小さなホムンク
ルスであり、そしてさらに…と無限に続くからである。

　　しかし幻聴系でいう起点とはホムンクルスに対応するものではなく、いわば自
分というものを意識する起点を指している。それは自我の意識といってもよい。
島崎敏樹はそれが「額のあたり」にあると言っている。この感覚が万人に共通す
るものであるかどうかはともかく、健常な人間には自分という意識の起点が自分
の内部にあることは動かぬ事実である。言葉を発するのも、人の言葉を聞くのも、
何かの動作をするのも、すべて主体は自分である。その自分というものを空間的
に定位して起点と呼ぶ。本書ではしばしば「起点の逸脱」という表現を用いるが、
その「起点」とはこのような意味であって、ホムンクルスの誤謬とは次元が異な
る。

6) 自分の考えが自分のものであると認識できるのは、その考えに標識（＝自分印）
がついているからである。類似の表現は、脳損傷による症状の神経心理学的な説
明の際に時に用いられることがある。たとえば相貌失認の一型で既知感が失われ
るのは（知っている人の顔であるという感覚が失われるのは）、その顔が既知で
あるという「標識」が失われている。エピソード記憶と意味記憶の区別の一つは、
エピソード記憶にはその内容を獲得した時間と場所の「標識」がついている。健
常な状態ではあまりに当然のため、そのような機能があるとさえ意識されない認

知機能が、病的な状態になるとありありと見えてくることがしばしばある。人は脳内に発生した思考を、なぜ自分のものであると認識できるのか。それは脳内に発生した事象について、自と他の区別が明確にできるからである。外部から五感を通して入ってくるものは他である。自分の内部に発生したものは自である。すると、認識の起点を想定したとき、自と他を区別するための何らかの標識が、脳内の事象にはついていなければならない。現時点ではこのような「標識」は、仮説的な概念（但し、概念として存在することは確実）にすぎないが、将来的に神経生物学的な correlates を見出そうとするとき、前提としてこのような概念を設定することは必須である。

7) 濱田秀伯, 小野江正頼: 考想化声（解説). 精神医学 43: 8-16, 2001；濱田秀伯: 一級症状（Schneider, K.)の幻聴に関する1考察. 精神医学 40: 381-387, 1998.

　　自分の脳内に他者の声が聞こえ、しかしその内容が自分の考えであると認識できるのは、知覚からは自分印が失われたが、内容には自分印が維持されているということである。この段階からさらに内容の自分印が失われると幻聴になるというのが濱田の論文の骨子である。濱田は次のように記している。

　　　言語幻聴の初期段階は考想化声であり，これは自生思考が自問自答を繰り返す内に感覚性を帯びたものとみられる．次いで声が他者性を獲得し，行為の確認と干渉をもたらすと行為批評の形になる．問いかけの部分に他者性が生じると，他人が話しかけ自分が答える問答の形をとるが，応答にも他者性が及ぶと他人同士の会話になる．これらの幻聴は自我障害を基礎に，強迫現象に近い構造を持ち，仮性幻覚から真性幻覚へ概ね一定の進展をたどる．

　　しかしながら本書本文で述べた通り、統合失調症の幻聴は、自生思考 → 考想化声 → 幻聴 という経過を取るとは限らない。クレペリン1913: 8 も、統合失調症の幻聴は単純な音から始まり、その後に徐々に、あるいは突然に、声が聞こえるという症状が出ると記載している。

8) 病気の症状とは、生体内に発生した病的な状態が主観と客観の両方の領域に顕在化したものである。医学の教科書を見れば、各疾患について、まず例外なく主観

的症状と客観的所見が記載されている。たとえば腹膜炎なら主観的症状は痛み、客観的所見は筋性防御や発熱である。

　統合失調症を始めとする精神疾患では客観的所見は少ないか、あったとしても非特異的なものが多いか（たとえば、表情が暗いとか硬いとか）、また、非特異的でないとしても、それを感知できるためには臨床経験が必要なので（たとえば、この表情の硬さは統合失調症に特有のプレコックス感であるとか）、ある意味説得力に乏しいし、真に客観的とは言いにくい（プレコックス感などの伝統的臨床知はおそらく事実であるが、説得力には乏しく、客観性にも乏しい）。

　そんな状況下で、独語は貴重な症状である。健常者の独語と統合失調症の独語の違いは臨床経験が豊富でなくても感じ取れるし、何より「言葉」の形で現れるので、表情や動作などよりはるかに客観的分析がしやすい。この貴重な症状を精査もせずに「幻聴との対話」で片づけるのは、統合失調症理解の放棄に等しい。

　そして、主観的症状の代表としての幻聴と客観的所見の代表としての独語に共通する基盤を求めるのは医学的にはごく自然な考え方である。

9）安永 1978: 24 は、幻聴の「聞こえ方」の論述の中で独語に詳しく言及している。本書本文で引用した「させられ独語」については、これを訴える患者にはしばしば同時に幻聴もあることを指摘し、結局のところ幻聴で聞かれる内容は内語として発語されていることを示唆している。さらにこれについて次のように述べる（最後の「小倉」とは次の 10）のことである）。

　　この発語は、実際に高声の独語になるものから、ほとんどつぶやく程度のもの、さらには舌、のどのわずかに動く程度のもの（客観的には、幻聴に相当する現象をさして「舌が動いてしまう」という患者はまれでない）を経て、機械的検出装置によってのみ発声筋の活動を検出できる段階に至るまで、連続的に移行している。
　　（中略）
　　実際にはかなりいろんな場合があって、文字どおりのひとり言の場合もあろうし、"させられ独語" という自覚形態の場合があり、さらに本人としては独語というより幻聴として体験されていて、自分の口の動きには気づいていない場合がある。さらにはこれらの区別そのものが本人自身明確になされていないのではないか、と思われるような場合もまた多い（小倉参照）。

幻聴としての独語については、村上 1942: 51 も安永と同様のことを記している。

> 病者の意識下の副次的思考が思考過程の中へ侵入し、自己非所属感とともに自覚され、客観化されて「他人が私に話す」の形をとったものが言語性幻聴なることは前に明らかにした。この際病者はしばしば、幻聴を訴えるとともに、自分の口を動かして何か呟いており、口を閉じて言語運動を停止せしめると幻聴もまたなくなる時がある。このような場合には、彼が幻聴と信じているものはじつは彼自身の言語的思考の外界への投射なることはますます明瞭となる。
>
> （中略）
>
> また時として幻聴と独語の区別が明瞭でないこともある。

10) 小倉日出麿：独語症状の研究. 精神神経誌 67: 1187-1196, 1965.

独語と幻聴が、同じ一つの症状の異なる側面であることは、この 1965 年の論文に詳細に記されている。ポイントとなる記載を抜粋する：

> 独語症状の認められる患者で、自己の体験を反省して供述できるものも少なくない。独語に伴う主体的体験の第一は主体の意志に反して独語が語られ、口を衝いて出るという強迫 - 衝迫（obsession-impulsion）である。

→ Case 3533「勝手に口が喋ってしまう」に当たる。これを小倉は「衝迫性独語」と呼ぶ。

> 衝迫性独語は時としては、他人から聞かれている、察知されると体験されるものである。このように思考、言語は自我の能動的支配から脱して外界へ伝播し、客観化される傾向をもってくる。

→ Case 3296「自分の考えが人に伝わっている、というか、実際に声に出ていて周りに聞こえているのではないか」に当たる。

> 幻聴と独語は同一事象の両面といえる。従来から「独語」は低い声で語るのを聞くところに成りたつ」（Baillarger）ともいわれる。

　幻覚と独語は混乱して体験されることもある。即ち、独語していてもそれを意識することなく、幻覚として体験する場合もある

　　→ Case 3535「自分の口の無意識の動きによって発生する独り言を他人が言っているものだと勘違いしていたようです」に当たる。

11）人間には様々な認知バイアスがあることが知られており、その一つが信念形成バイアスと呼ばれる、誤ったことを信じて訂正されにくいというバイアスである。自分の心の中の出来事には自分が納得できる理由があると信ずるのも信念形成バイアスの一つである。このバイアスを応用したのがサブリミナル効果による広告で、テレビ番組の中に、録画してコマ送りしなければ気づかないようなきわめて短時間のシーンを挿入することで、そのシーンに関連した商品への購買欲求を惹起するというものである。このとき視聴者は、自分に購買欲求が発生した真の理由に気づかないが、問われれば自分なりの納得する理由（真ではない理由）を述べ、また、それが真の理由であると信じがちである。これを作話的反応と呼ぶ場合もある。

　同様の現象は、脳の一部の機能が障害されると鮮やかに顕現することがある。たとえば、右大脳半球損傷時に比較的よく見られる症状として半側空間無視（通常は無視側は左である）がある。花を模写させると、右半分だけ描き、絵の左側の欠損に気づかない。半側空間無視は日常生活の中にも現れる。たとえば食事の際、皿の右半分に盛られた物だけ食べ、左側はそのまま残すということなどが見られる。

　多くの場合、半側空間無視の患者は、自分が半側を無視していることに気づかず、自分の左側には空間がもはや存在しないかのような態度を取る。

　ところがここに、潜在認知という現象が知られている。無視している左の空間について、無意識のレベルでは認知が成立しているという現象である。

　患者に二つの絵を提示する。二つとも家の絵である。家の右半分は全く同一である。しかし左半分が、一方の家では火事になって燃えている。半側空間無視の患者は、二つとも同一の家であると答える。どちらの家に住みたいかと問われると、同一の家なのでその質問には意味がないと答える。それでもどちらかを選ぶように促されると、左半分が燃えていない家のほうを有意に高い確率で選ぶ。す

なわち、意識されないレベルでは、家の左半分が燃えていることを認知している（Marshall JC and Halligan PW: Blindsight and insight in visuospatial neglect. Nature 336: 766-767, 1988）。これが潜在認知と呼ばれる現象を示す一例である。このとき患者は、その家を選択した理由を問われると、その家のほうが広そうだからなどのそれらしい理由を答えるのであるが、実際には患者が意識レベルで認知している家（右半分）は全く同一であるから、これは作話的反応である。潜在認知は、半側空間無視以外にも相貌失認、皮質盲、失読などいくつかの病態（脳器質障害）で観察されている。

　これに関連した有名な実験として、ノーベル賞を受賞した Gazzaniga による分離脳を対象としたものがある（Gazzaniga MS and LeDoux JE: The integrated mind. Plenum Press, New York 1978）。難治性てんかんの手術として脳梁を外科的に離断すると、左大脳半球と右大脳半球の連絡が断たれる。これを分離脳という。分離脳では、実験条件を工夫すると、左右それぞれの大脳半球に別々に情報を入力することができる。たとえば左視野だけに視覚情報を提示すれば、右大脳半球だけに入力される。左手で物に触らせ、それが見えないような条件下では、触覚による認知は右大脳半球だけに入力される。出力についても、たとえば右手を動かすことによる反応は、左大脳半球からの出力になる。もちろんここまでは健常脳でも同じだが、分離脳では、左右の脳相互の連絡が断たれているという特殊事情がある。このため、「一方の大脳半球の入力・出力に、他方の大脳半球は"気づかない"」という興味深い現象が発生する。たとえば次のような現象である。

・右半球に「笑え」という言葉を提示する。患者は笑う。しかし「笑え」という言葉を見たという自覚はない。なぜ笑ったのかと問われると、「あなた（検者）がおかしい人だから」と答える。

・右半球に「こすれ」という言葉を提示する。患者は手をこする。しかし「こすれ」という言葉を見たという自覚はない。なぜ手をこすったのかと問われると、「かゆかったから」と答える。

・左視野（右半球に入力される）に雪景色、右視野（左半球に入力される）にニワトリの爪を提示する。そして見えた物と関連する絵を選択させると、右手ではニワトリの絵を、左手ではスコップを選ぶ。何が見えたのかと問われると、「爪が見えたからニワトリの絵を選んだ。スコップを選んだのは、ニワトリ小屋の掃除のためだ」と答える。

　いずれも作話的反応である。このように、局所の損傷によって入力が断たれると（それが「離断」である）、作話でその入力の欠損を埋めるのは、脳にかなり普遍的に見られる現象である。すなわち人間には、自分が取った行動について、自分が気づいている（意識できている）入力情報に基づいて正当化するシステムが備わっており、それは一つの認知バイアスとして顕現する。統合失調症の当事者において複数の異常体験があるとき、実際には相互に因果関係がなかったとしても、本人は因果関係ありと認識することは、このバイアスによって説明できる。

　診察者も人間である以上、このバイアスからは逃れられない。「悪口を言われるという幻聴があったから被害妄想が生まれた」、あるいは逆に「被害妄想があったから過敏になって、悪口を言われているという幻聴が生まれた」は、いずれもそれなりに納得できる因果関係の説明であり、かつ、当事者が自分の体験をそのように説明することがあり、すると診察者もその説明に納得しやすいが、本書本文に記した通り、そのような因果関係については慎重のうえにも慎重に判断しなければならない。

12）前田貴記他：統合失調症の前駆状態の精神病理 —— 一級症状の形成機構 ——. 精神科治療学 24: 915-921, 2009.

13）自分の内界の体験（感覚や気分など）を指すために使われる、自分だけにしか通じない言語は「私的言語」と呼ばれるが、それは言語ではないことは、ウィトゲンシュタインが「感覚日記」として知られる一節で印象的に記載している。『哲学探究』のその一節は、次のように始まる。(Wittgenstein L: Tractus logico-philosophicus. 邦訳：『ウィトゲンシュタイン全集 8 哲学探究』大修館 東京 1976)

　　次のような場合を想定してみる。ある感覚が繰り返し起こるので、私はそれを日記につけようと考える。そこでその感覚に「E」という記号をあて、その感覚が起こった日には必ずこの記号をカレンダーに書き込む。

　この「E」が「私的言語」である。それがどのような感覚を意味するか、他人は決して知り得ない。それどころか、「E」が「感覚」かどうかさえ、他人はもちろんのこと、本人にもわからない。ウィトゲンシュタインは次のように述べる。

*「E」をある感覚の記号と呼ぶことに、どんな根拠があるのか。「感覚」は、われ
われの公共言語に属する語であって、私だけに理解される語ではないのだ。*

　人は、自分に繰り返し起こる感覚を「E」と名づけたとしても、それを他人に
説明するときは、既存の感覚に類似した語を用いるであろう。「かゆいとは違う
が、かゆいという感じにどこか似ている」「刺すような触れるような、でもその
どちらとも違う」などが考えられるかもしれない。いずれにせよ「E」では伝達
物としての意味をなさない。
　統合失調症の当事者の幻聴も、それまで体験したことがない感覚（という語は
当たらないが、便宜上感覚としておく）であるという意味では「E」である。だが
「E」は私的言語であって他人には伝わらないから（それはもはや言葉ではない）、
既存の感覚に類似した語を用いる以外にない。このとき、多くの当事者が「聞こ
える」という語を用いることから、「幻聴」という用語が定着した。しかし本書本
文の Case「15 年」［前田］の述べるように、当事者は「幻聴ということばは慣用
で使っているだけ」というのが真実なのである。

14) 前田貴記: 仮性幻覚（偽幻覚）. 精神科治療学 28: 248-251, 2013.

15) Bacon F: Novum Organum.（邦訳: フランシス・ベーコン 『ノヴム・オルガヌ
　　ム』桂寿一訳　岩波文庫　1978）.
　　　17 世紀の哲学者ベーコンは、「言葉は知性に無理を加え、すべてを混乱させて、
　　人々を空虚で数知れぬ論争や虚構へと連れ去る」として、これを「市場のイドラ」
　　と呼び、「個々の事例と、それらの配列や順序とに立ち戻ること」を推奨している。
　　　これと同様のことを精神医学に特化した形でシュナイダー 1958: 124 は、「診察
　　者は見たものの記述を、借りてきた紋切り型の表現に性急に押し込めるのではな
　　く、豊饒な生の言葉を駆使して生き生きと描写すべきである」と記している。

JCOPY 498-22928

［2章］

幻視論

幻視は統合失調症では少なく、幻聴がはるかに多い[1]。前章幻聴論の冒頭の例を再掲する。

Case 2423

歩いているとみんな私のことを見て「こいつは気持ち悪い」「死ね」とか言って笑うのです。電車の中でも目線がみんなこっちを向いていてヒソヒソ話しています。

「こいつは気持ち悪い」「死ね」という声が聞こえたという体験。このような例が多いことから、「統合失調症の症状の代表は幻聴」は正しい要約のように思える。前章幻聴論にはこのように書き、それに続けて、しかし当事者が実体験している「声」には、聴覚性が希薄なことがしばしばあるという臨床的事実を出発点に展開した。「声が聞こえる」という表現から類推される聴覚性は、幻聴という症状において本質ではないというのが前章のエッセンスの一つであった。一方で当事者は、それでもこの体験を聴覚領域のものとして語ることが多いから、「幻聴系」と呼ぶことを提唱した。

上の Case 2423 は、確かに幻聴が目立つが、見逃せないのは、「目線がみんなこっちを向いて」という体験である。このように「人から見られている」という訴えは統合失調症では非常によく認められ、特に発症初期における出現頻度は幻聴系に匹敵する。この体験は注察妄想などと呼ばれるのが普通だが、もし五感の中に分類するとすれば、視覚領域の体験である。

幻聴と呼ばれる症状において、聴覚性は本質でないという事実があっても、当事者が聴覚領域のものとして語るために幻聴という名で呼ばれてきたのだとすれば、当事者が視覚領域のものとして語る体験は幻視と呼ばれてきてもよかったはずではないか。少なくとも前章の「幻聴系」と同じような意味で「幻視系」という名で呼ぶのが適切なのではないか。「幻聴」という名の束縛から解放されることで当事者の原体験に接近できたように、「幻視」という名から解放されることで、また、視覚領域の体験であるという捉え方をすることによって、別の角度から原体験に接近できるのではないか。それが幻視論と名づけた本章のテーマである。前章では当事者が幻聴系の体験を表現する言葉を次のように整理した。

---

1. 声が聞こえる〈確定的〉…当事者の表現:「〇〇と言われている」など
   例: 私のことを見て「こいつは気持ち悪い」「死ね」とか言って笑うのです。(Case 2423)
   ➡ 幻聴の定義に合致する体験である。

2. 声が聞こえる〈曖昧〉…当事者の表現:「〇〇という意味のことを言われている」など
   例: あぁまたあいつは家にいる、こっちにいるよ!　というようなことを言っている気がします。(Case 3115)
   ➡ 幻聴のようだが、はっきり確定できない。

3. 声を感じる…当事者の表現:「〇〇と言われたように感じる」など
   例:「一人で寂しくないのかね〜」などと自分に向かって言われているように感じる。(Case 4012)
   ➡ 関係念慮との境界が不明瞭である。

4. 声以外のものを感じる…当事者の表現:「思い」「オーラ」「電波」など
   例: 死ねというオーラを私に対して送ってきます。(Case 3080)
   ➡ 定義的思考吹入に当たる。

　これらはいずれも幻聴と呼ばれうる体験だが、1. 以外は厳密には幻聴の定義には合致しないから1章ではこれらをまとめて幻聴系と呼び、通常の聴覚体験との異同について、当事者の言葉に基づいて分析を重ねた。本章では同様の分析を、対応する視覚体験について試みる。定義通りの幻聴である上の1.に対応する視覚体験が幻視であるのは明白であるが、2,3に関してもこれらに対応する、視覚に近い、ないしは視覚領域に分類できる症状が統合失調症には豊富にある。便宜上3.を先に扱う。

◆「声を感じる」に対応する視覚領域の体験

Case 2695

周りの人達が私の悪口を言っているように思います。休み時間も授業中もみんなの視線が刺さっているように思います。

これは冒頭の Case 2423 とかなり類似した例で、統合失調症の前駆期や初期に高頻度に見られる体験である。「悪口を言っているように思います」という当事者の表現からは、明確な聴覚性があるかどうかははっきりしないが、他者からの悪意を感知しているとまでは言える。これを前章では幻聴系と呼んだ。これと対比すると、「みんなの視線が刺さっているように思います」という当事者の表現からは、明確な視覚性がある体験かどうかははっきりしないが、やはり他者からの悪意を感知しているとまでは言える。すると幻聴系に対比して幻視系と呼ぶのがふさわしい体験である。

Case 2030

外で一人や友達と歩いているときに同じ年代の他人とすれ違ったりするときとか、同じ年代の行きそうな店に入って近くに他人がいたときなどに、「この人達は私の悪口を言って笑っているんじゃないか」「なんとなくジロジロ見られているような気がする」などと思ったり…

この人も同様に、幻聴系（言われている気がする）と幻視系（見られている気がする）両方の体験をしている。

ここでいったん当事者の語りから離れて、一般に人が他者からの悪意を感知するとき主観的にはどのような体験になるかを考えてみる。「何となく嫌われている」という第六感的な体験も想像できるが、それを具体的に表明しようとすれば五感のどこかに当てはめることになろう。このとき、聴覚に当てはめるのであれば「悪口を言われている」、視覚に当てはめるのであれば「視線」や「態度」が他者からの悪意を感知する場合の典型で、これら以外のものは想像しにくい。このことから逆に遡って考えると、統合失調症の当事者が「悪口」「視線」「態度」などの感知をしばしば訴えるのは原体験として「他者からの悪意あ

JCOPY 498-22928

るメッセージの感知」があるからだという推定が合理的なものとして浮上する。

Case 3173

　友達との会話の途中途中で周りの人が「こっちを見てる」「こっちを見て笑ってる」「悪口を言っている」と考えてしまい、目が泳ぐ、硬直していると友達から言われます。最近では携帯を操作している人を見て「写真を撮られた」と考えてしまいました。

　「こっちを見てる」は幻視系、「悪口を言っている」は幻聴系の体験である。「こっちを見て笑ってる」は幻視系・幻聴系両方の要素があり、幻聴系と幻視系は区別し難い連続した体験になっている。統合失調症ではこのようなことはしばしば認められるが、すると幻聴系と幻視系は、一つの共通する原体験が、一方では聴覚領域、他方は視覚領域に分化したもので、本質的には同一であると見ることができる。それは本書1章に記した通り、元々は自分の内界にある思考が外界に定位されたものであるから、「起点の逸脱」と要約することができる。
　また、「携帯を操作している人を見て「写真を撮られた」と考えてしまいました」は、関係念慮と呼ばれたり妄想知覚と呼ばれたりしている症状であるが、視覚的な体験である以上は幻視系に分類することが可能である。

Case 2167

　•みんなが私を訝しげな目で見ている　•みんなが変なものを見るような目で見ている　•他人の会話がすべて私の悪口（馬鹿にしている感じ）に聞こえる（特に中高生の会話）　•電車で向かいの座席に座っている人がケータイをいじっているのを見ると、写真、映像を撮られてる気がする

　先のCase 3173とほぼ同じように、幻聴系と幻視系両方の体験をしている。ここまでのケースはどれも精神科の外来でよく見られるものであるが、幻視系という視点を導入してみると、幻聴系と幻視系の体験は併存していることが多いこと、そして、両者は区別し難く重なり合っている場合もしばしばあることが見えてくる。

◆「声が聞こえる〈曖昧〉」に対応する視覚領域の体験

前項「声を感じる」よりも、聴覚性が強まった体験である。「声が聞こえる〈曖昧〉」とは、「○○という意味を聴覚体験として感知している」ことを意味している。たとえば当事者が、聞こえる声の具体的な文言までは聞き取れないものの、「あぁまたあいつは家にいる、こっちにいるよ！ というようなことを言っている気がします（Case 3115）」というような体験をしている場合を指す。すると対応するのは「○○という意味を視覚体験として感知している」になり、悪意あるメッセージを視覚領域のものとして感知する代表は前述の通り「視線」「態度」である。たとえば次のようなケース。

Case 3464

学校で「俺のほうが頭いいし」「うぜえ、こいつ」等々の視線を感じます。

「○○という意味の視覚体験」の○○に「俺のほうが頭いいし」「うぜえ、こいつ」という言葉が入っている。すなわち、単に「見られていると感じる」という先の例に比べると、その視線に自己関係づけという「意味」が加わっている。但し、視線そのものが実際に存在しているのであれば、幻視の定義に合致するには至らない。

聴覚系の体験であれば、「「うぜえ、こいつ」と言われている気がする」という訴えがあれば、それは本当にそういう言葉が聞こえたのか、それともそう感じただけなのか、と本人に問い、本当にそういう言葉が聞こえたのであれば幻聴と診断する。聴覚系だとこのように追求していくのが精神医学で伝統的に正しいとされる診断手順であるが、視覚系ではそういう追求はしないのが普通である。すなわち、本当に他者の目が自分に向けられているのを見たのか、それともそういう視線を感じただけなのか、と本人に問うことはしない。したがってメッセージを感知したという訴えについては、次のように言いうる：

聴覚領域の体験であるとき、診察者は幻聴の可能性を考えやすい。
視覚領域の体験であるとき、診察者は幻視の可能性は考えにくい。

　これは臨床的な直感からすれば自然のようだが、純粋に理論的に考えれば確かに矛盾である。

　次のようなことも現代ではよくある。

Case 3320

　SNS で精神疾患の男性と相互フォローになったのですが、異常な行動をされるようになり困っています。お前どこどこのサイトで俺の悪口を書いただろう。俺は文章ですぐにわかるんだ。格下だと思っていじめまがいのことをして、いい加減にしておかないとわかってるだろうな、と脅してきたりするのです。

　最近は SNS をめぐるこうした事例はとても増えているが、ネットが普及する以前から「新聞や雑誌に自分のことが書いてある、自分を中傷することが書いてある」といった症状があることはよく知られており、Case 3320 もそれらと同質の症状で、ただ媒体がネットに替わっただけであると言える。いずれも幻視とは言いにくいが、視覚から入った情報の中に悪意あるメッセージを感知するという意味では、幻視系の体験に分類することができる。

Case 2003

　大学ですれ違う女の子達が笑っていると、自分のことを笑っているように感じます。道ですれ違う人達が、私のことを注視しているようにも感じます。タクシーが、歩道を歩いている私を邪魔に思ってわざとスピードを出して、私に向かって走ってきて通り過ぎていくような気がしています。すれ違う人も、前から歩いてくる私を邪魔だと思っていて、私がどかないと睨んだり怒っているように感じます。

　自分を見る。自分に向かってくる。自分を睨む。どれも視覚領域の体験であるが、どれが実際に見えたという体験で、どれがそのように感じられただけで実際に見えたわけではないのかははっきりしない。これらをまとめて表現するとすれば、幻視系と呼ぶのが適切である。

Case 2779

　笑い声などが聞こえたトイレの窓から外の様子を見たら中腰で逃げて行くサークルの人が見えた。

　たまたまそこから立ち去る人を見て、「逃げていく」と妄想的に解釈したのであろうと考えるのが普通だが、もし立ち去る人など実在しなかったのであれば幻視ということになる。しかしこのような体験については、もはや事実を確認できないので幻視か否かは不明であることが大部分である。確実に言えるのは、「自分を笑った人が逃げて行った」ことを当事者が感知したことである。すなわち、「立ち去る人」という視覚的な体験に、自分への悪意を感じ取っているのである。

Case 3517

　トイレに入ると決まって自分以外の人が出てしまう、車両に乗ってもその車両から人がいなくなってしまうことも一時期しばしばありました。

　これも上と同様で、実際の人の動きを見て妄想的に解釈したのであろうと考えるのが普通だが、「その車両から人がいなくなってしまう」ことがたまたま何回も起きるとはとても考えにくいので、実際には起きていないことを起きたと体験したと思われる。そして「ある出来事が起きたと体験した」ということは、言い換えれば、本人がその事態を「見た」ということになるので、定義上はこの体験は幻視である。

Case 4065

　自分の思い込みだとはわかっているものの、学校や、街にいるときに、周りの人の話し声や笑い声がすべて私への嘲りだと感じてしまいます。不細工だとか、気持ち悪いだとか、挙動不審だとかそういう目で見られて笑われている気がします。本気で化粧をしたり着飾っていけば多少は思い込みもましになりますが、今度は化粧が変だ、服が変だ、体型があり得ないなどと思われている気分になります。電車に乗っているときも、私の周りだけ空間があいていて人がいないように

思います。私が人に話し掛けると、大抵の人が引きつった顔をして苦笑します。

「…とかそういう目で見られて笑われている」という他者の視線、「私の周りだけ空間があいていて人がいない」という他者の行動、いずれも幻視系の体験であり、同時に「話し声や笑い声がすべて私への嘲りだと感じる」という幻聴系の体験が併存している。

Case 2846

人がたくさんいるところはバカにしたような視線や笑い声が自分のほうに向いていると困るので苦手ですが、実際、私はバカにされています。

他には、人を思わせるような場所はだめで、古着屋さんは特に、お店の大きさに対してあり得ない数の人が詰まっていて私を囲んでいるように感じるので10分もいられません。

狭い店の中に人がたくさんいる状況であったというのは事実であろう。そんな状況で自分が人に囲まれていると感じるというこの体験は、幻視とは言えないが、上の三つのケースと本質的に同じと考える余地がありそうである。少なくともこの四つは連続的な体験であるとまでは言えるであろう。いずれも「声が聞こえる〈曖昧〉」に対応する視覚領域の体験である。

◆「声が聞こえる〈確定的〉」に対応する視覚領域の体験

「声が聞こえる〈確定的〉」とは「〇〇という声が聞こえる」と当事者が明言した場合を指す。すなわち、当事者が確かに聴覚で対象(〇〇という声)を感知したということで、これは幻聴の定義に合致する。すると、当事者が確かに視覚で対象を感知したという体験は幻視の定義に合致すると言わなければならない。次のような体験がそれに当たる。

Case 3536

　40代の母がある日急に職場で嫌がらせをされていると言ってきました。最初は悪口や変な噂話をされているという内容で私も愚痴程度に話を聞いていたのですが、段々と日を追うごとにおかしな内容になっていきました。その内容としては、職場の人が飲み物に毒を入れた。職場の人に猫の死体を駐車場の目の前にわざと置かれた。常に人に追われている、後をつけられている。集団ストーカーにあっている。新しく出会う人のすべてが自分の動向を探るために興信所を雇って自分の行動を監視している。隠しカメラや盗聴器を家や携帯電話に仕掛けられているから家でも外でも会話したり電話で話すときはコショコショと小さな声で話し、普通の音量で話すと怒る、などといったことです。ひどいときには誰もいないのに目の前のマンションのベランダから白い服を着た人が覗いていて目が合う、笑いかけられたなどと言っていました。

　関係念慮ないしは幻聴系の症状から始まり、徐々に被害妄想がはっきりしてくるという、統合失調症の臨床ではよく見られる経過である。「猫の死体を駐車場の目の前にわざと置かれた」「目の前のマンションのベランダから白い服を着た人が覗いていて目が合う」などは被害妄想の現れと見るのが普通だが、いずれも視覚領域の体験である。このような訴えも統合失調症では決して少なくないが、ここでの「猫の死体」や「白い服を着た人」が実在か非実在かは多くの場合不明のままであり、幻視か否かは判定できない。また、「後をつけられている」も統合失調症では非常によくある被害妄想であるが、これも、もし五感の中に位置づけるのであれば視覚領域の体験である。これらを幻視系とまとめれば、幻視系の症状も、幻聴系の症状と同じくらいの頻度で見られると言えよう。

　本人が「声が聞こえる」と述べ、その声の具体的内容を述べ、しかし実際にはその声が存在しないとき、その体験は幻聴であると診断するというのが精神科臨床の定法である。これを視覚に対応させれば、本人が何かを見たと述べ、しかし実際にはその何かが存在しなれれば、その体験を幻視と呼ばない理由はない。これにあてはめれば、上の体験は幻視ということになる。そして前項の「その車両から人がいなくなってしまう（Case 3517）」「私を囲んでいるように

感じる（Case 2846）」などの体験との連続性が強く示唆される。

Case 1805

　お向かいの一家が「あの人は危険だから」と言って、小学生の子供達も私を見ると逃げるように家の中に入ります。外出も怖く、(誰かに悪口を言われたら、相手に暴力を振るいそうで)、ベランダに洗濯を干すときも、お向かいの一家に見られている、親が子供達に私の悪口を言って子供を使って、私に対して暴言を言わせていると思っています。「馬鹿、あほ」とお向かいの子供達が言っていると、私に言っていると思い、いらいらしてしまいます。部屋にいても近所に聞かれるから小さな声でしか話しません。それでも聞かれているようで心配になります。盗聴されていて、すべて聞かれているような気がします。あとは、家の近くに車が停まっていると、私のことを監視して調査をしていると思います。知人達がみんな、自分の悪口を言っていて、嫌われていると思います。

　「悪口」などと並んで、「小学生の子供達も私を見ると逃げるように家の中に入ります」「家の近くに車が停まっていると、私のことを監視して調査をしていると思います」といった視覚領域の体験がある。このケースの体験も幻聴系と幻視系の併存として捉えることができる。

Case 2475

　仕事で、しょっちゅう、休憩室で私が窓側のひとりの席にいて知り合いが何人か後ろのほうにいたりすると、年齢の話になり「あいつと一緒？」「やめてくださいよ」と私のことを蔑むような会話をされます。話が通じないとか話しかけづらいとわざと聞こえるように悪口を言われることもあります。そういうときには、私は病気だから今のは気のせいだ、と思うようにしています。悪口は気のせいだから大丈夫と思い込み心を落ち着かせます。

全く会話したことのない人にまで名指しで（勘違いではなく）ヒソヒソ話されます。名前を言われるので間違いないのです。私は本社に匿名の FAX を送り訴えましたが何も改善しません。コンビニから送りましたがすべて記録されて情報漏洩があったようで、そのことも陰でうわさされています。帰り道も後をつけられて、こ

れも気のせいならいいんですがどうしても本当なのです。

「悪口を言われる」と「後をつけられている」。幻聴系と幻視系の併存がここにも認められる。彼はさらに続けて次のように述べる。

毎回自販機で立ち止まり買いたくないジュースを買い時間かせぎをします。振り返ると必ず隠れています。私の部屋から自販機を見ると私の買った種類と同じものを必ず買っています。それで翌日、何々を買ったと悪口を言われます。かなり異常だし偶然には無理があります。

「振り返ると必ず隠れています」「私の部屋から自販機を見ると私の買った種類と同じものを必ず買っています」当事者がこのように語るとき、彼の原体験はいかなるものであるのか。全く存在しない人間を見たのか。それとも、確かにそこに人間はいたものの、ごく自然な動作を「隠れた」と曲解したのか。自販機で何かを買っているだけなのに「自分と同じ物を買っている」と確信したのか。これらを確認する方法はないが、もし全く存在しない人間を見たのであれば確定的な幻視である。そうでない場合は、錯覚か、関係念慮か、あるいは「自分と同じ物を買っているという確信」だから妄想ということになるのか。用語の定義から言えばそのようになるのかもしれないが、むしろ Case 2475 の体験は一連のものであるとするほうが自然であり、それらは視覚領域の体験である以上、幻視系と呼ぶのが最も合理的であろう。先の Case 3517 の「車両に乗ってもその車両から人がいなくなってしまう」や Case 3536 の「目の前のマンションのベランダから白い服を着た人が覗いていて目が合う」などと同様である。これらは幻視とは確定できず、また、仮に定義に合致しても幻視と呼ぶことには違和感がある。だがどれも幻視系に分類できる体験である。

Case 2165

笑い声を聞くと自分のことを言っているような気がする。街を歩くとみんなが私を見てうんざりしてる（気がするのではなく本当にこっちを見ているのです）。可愛いお店に入ると入ってくるなと店員が言っているような気がする。

「言っているような気がする」という段階は幻聴系とまでは言えても幻聴とは診断できない。一方、視覚領域の方の体験については「本当にこっちを見ているのです」と確信しているので、このケースでは幻聴系の体験の聴覚性よりも、幻視系体験の視覚性のほうが強固になっている。しかしこういうケースを見て、「幻視あり。幻聴なし。」と診断することは通常はしないであろう。

Case 3641

街中を歩いている際に人から私の口元を凝視される。私のファッションがダサいと言われる。そのくせそう批判する人は決まってチェックの柄のシャツを着ています。私と反対向きに歩いてきた人の集団が私を通り過ぎた少し後にいきなり笑い出す。これは女子の中高生がよくします。

「私の口元を凝視される」は幻視系の体験、「私のファッションがダサいと言われる」は幻聴系の体験である。他人の表情や目つきの中に、自分への敵意などの感情を感知する（これも視覚領域の体験である）のは統合失調症の当事者によくある体験だが、このケースは感情を感知するのではなく、「チェックの柄のシャツを着ています」という視覚そのものの体験をしている。「悪口を言われている感じがする」と、「○○と悪口を言っているのが聞こえた」の間に、関係念慮と幻聴の線を引くのであれば、このように相手の服装への具体的・視覚的な言及がある体験は幻視と呼ぶのが正当であろう。そこに何となく違和感があるとすれば、聴覚系の体験は「…と言っている」とか「…と言っているのを聞いた」と表現されるのに対し、視覚系の体験は「…であるのを見た」と表現されることは少なく、「…であった」とか「…ということがあった」と表現されることが多いことも関係していると思われる。

Case 2767

私は絶対悪口を言われてます嫌われてます。就職して1週間経たないくらいで同期から「こっち見てた、怖い」「こっち見るな」と言われたり、見ていないのにそんな声が聞こえてきました。私は見ていないのに。むしろ見ているのは向こうなのに。

　就職してまもなく幻聴が顕在化。これもよくある発症のパターンである。彼女はさらに自宅での体験も述べている。

　あと私はアパートで一人暮らししてるのですが真下の住人がわざとうるさくしてきます。私が電話してるとさっきまで静かだったのに急にバタバタ物音を立てたり、夜中の3時くらいに下から壁か天井を蹴られ眠れないこともありました。玄関前に虫の死骸を置かれたり、私の自転車に虫を接着剤か何かでくっつけてたり。親や友達や彼氏に相談したら考えすぎだとか被害妄想だとか言われました。でも自分の玄関前だけ虫が毎日のように何匹も死んでるのはおかしいです。

　このように彼女は自宅でも被害的な体験をしている。物音による嫌がらせ（聴覚領域）に加え、「玄関前に虫の死骸を置かれたり」「私の自転車に虫を接着剤か何かでくっつけてたり」のように視覚領域の体験が併存している。「自分の玄関前だけ虫が毎日のように何匹も死んでる」は、定義上は幻視と言えるが、たまたま目に入った虫の死骸を見て、「何匹も」と過剰に反応しているとも推定できる。そしてもし診察者が特に根拠なくそのような過剰反応であるという判断に傾くとしたら、たとえ定義上は幻視に分類しうる体験でも、それが幻視であるという判断には傾きにくいという傾向を反映していると思われる。

　次のケースは非常に多彩な視覚領域の体験をしている。

Case 1810

　殺人を犯し、いまだ逮捕されていない人物がいます。しかもその人物は現職警察官です。さらに同僚の警察官は殺人以外の複数の犯罪を犯しており、その被害に遭っているのが出品者の私です。これら殺人犯人を含む複数の犯罪者を逮捕・起訴するためにご協力下さいますようお願い申し上げます。あらかじめ言っておきたいのですがこれらはすべて事実です。自宅に泥棒に入られ酷い嫌がらせを受けています。泥棒に入られたのも相当な回数になり、これまでに数百回になります。私が留守中のことがほとんどなのですが、そうでないときもあり様々です。泥棒に入られた事実がなぜわかるのかというと、犯人の警察官達がドロボウに入った事実を「故意」に残していくからです。どういうことかというと、私が外出先から帰宅すると部屋の中が次のようになっているのです。

玄関に置いてある靴が一足残らず逆さまにされている。

または、一足だけ逆さまにされていたりする。

本棚に置いてあった本を玄関に並べてある。一冊のときもあれば六冊並べてある
ときもあり決まっていません。

同じように、部屋に置いてある CD を玄関に並べてある。一枚のこともあれば二
枚のこともあり、五枚のときもある。さらに重ねてあるときもある。

バスルームのドアを開けっ放しにしてある。

歯ブラシを上下逆さまにしてある。

電子レンジの扉が開けっ放しにされている。

魔法ビンのフタがはずしてある。

髭剃りクリームの向きを反対にしてある。

朝、出したゴミの中に入れてあった一部のものを取り出し、部屋の元にあった場
所に戻してある。中味が空で捨てたハミガキチューブだったり、同じように中味
が空のマウスウォッシュだったりです。

空だったコーヒーメーカーの中に水を一杯に入れてある。

冷蔵庫の中の未開封のペットボトルのキャップを開封してある。

冷蔵庫の中の缶コーヒーの開け口を上に持ち上げて開封してある。

上に持ち上げ開封した状態であり、完全に引っ張って開封はしていない。

ズボンの右側のスソを切り裂き、糸状にして、ズボンをはくとき、必ず足の指が
糸に引っかかるようにしてある。

冷凍庫の中の氷をすべて捨ててある。（空にしてある）

パソコンのディスプレイを接触不良にされ、画面が暗くなったり、明るくなった
りを何度も繰り返し、非常に見にくくしてある。今、この文章を書いているとき
もとても見にくく、書きづらいです。

机の蛍光灯を接触不良にし、蛍光灯が全く点かないようにされた。

郵便ポストに配達された郵便物をポストから取り出し、部屋の引き出しの中に入
れてある。毎週やるときもあれば、2 ヶ月おきのこともあり、全く決まっていませ
ん。

音楽 CD をケースから取り出し、全く別の CD のケースの中に入れてある。

台所の蛍光灯を接触不良にされ、ひもを 5 回引っ張らないと点灯しないようにさ
れた。

ヘッドホンがへし折ってある。左側をまずへし折られ、2週間後に右側がへし折られました。

洗濯するための汚れたシャツをクローゼットの中にハンガーで掛けてある。

クローゼットの中に掛けてあった服を、裏返しにしてハンガーに掛けてある。

洗濯するための汚れた靴下を、タンスの中に戻してある。

購入したパンの中央部分を指で押し、へこませてある。

缶の中に満杯に入っていたコーヒーの粉を一部捨てて、中味を少なくしてある。

Tシャツの両袖の部分を切り、縫い目の部分を5cm程長く垂れるようにしてTシャツを着れないようにしてある。

毛布の片端をTシャツと同じように縫い目の部分を切り裂き、毛布の片端が1メートル以上垂れ下がっている状態になっている。

短パンのポケットの中の縫い目を切り裂き、縫い目の糸が20cm程長く伸びるようにしてある。

パソコン内のデータを複数改ざんされた。今、ここに書いてある文章も改ざんされました。点（、）の位置を変更してあったり、丸（。）が消去してあったり、改行の位置をずらしてあったりです。

私のメールアドレスに勝手にアクセスし、迷惑メールを迷惑メールフォルダから、受信メールフォルダに移動させてある。アクセス記録から判断した結果、犯人は私のメールアドレスに毎日複数回アクセスしチェックしていました。今、現在も毎日です。

さらに盗聴も行っているため、パスワードなどもすべて知られています。

私に送られてくるはずのメールマガジンが勝手に登録削除され、送られてこなくなった。

これと全く逆で、メールマガジンが勝手に登録され、登録していないはずのメールマガジンが配信されてくる。今、現在も毎日大量に配信されてきています。

　深い苦悩が察せられる体験記である。同情したくなる気持ちを抑えて冷静に内容を見ると、単なる勘違いではないかと思われる内容も多い。たとえば「冷蔵庫の中の未開封のペットボトルのキャップを開封してある」などは、自分が開封したことを忘れてしまっただけだとすれば、誰にでもあることである。このような勘違いや記憶違いに関連すると解釈しうる被害妄想は、認知症などで

も見られるもので、これだけでは統合失調症性のものと言うことはできにくい。また、「蛍光灯が全く点かない」などは、それ自体は客観的な事実かもしれないが（もちろん事実でないかもしれないが）、単なる機械の不具合であるとも考えられる。というように一つひとつを見れば色々な解釈が可能ではあるが、それだけでは説明しきれない体験も含まれており、また、勘違いや不具合がこれだけ多発するとは到底考えられない。また、自宅に侵入しているのは「殺人を犯し、いまだ逮捕されていない」「現職警察官」という強固な確信は妄想に間違いない。このように、自分固有の空間（自宅内や職場のデスクなど）に様々な工作をされているという妄想は破壊工作妄想 Sabotage Wahn として知られているが[2]、本項のテーマとの関連で言えば、これらはすべて視覚領域の体験であるという点に着目したい。このケースのどの訴えも、幻視には分類しにくいが、聴覚領域の体験が比較的容易に幻聴とされたり、少なくとも幻聴系とすることにあまり違和感がないことに照らせば、このケースのような体験は幻視系と呼ばれるのにふさわしい性質を備えている。

◆偽幻覚

ここまで述べてきた通り、幻聴と幻視には次のような関係があると言いうる：

聴覚領域の体験であるとき、診察者は幻聴の可能性を考えやすい。
視覚領域の体験であるとき、診察者は幻視の可能性は考えにくい。

本章で示したほぼすべての実例からそれが言えるが、シンプルなものを一例だけ再掲すると、

Case 2695

周りの人達が私の悪口を言っているように思います。休み時間も授業中もみんなの視線が刺さっているように思います

　このような訴えを聞いたとき診察者は、「悪口を言っているように思います」については幻聴かもしれないと考えるが、「みんなの視線が刺さっているように思います」は幻視かもしれないとはあまり考えないのが常である。さらには「悪口」については、言われていると思うだけなのか、それとも本当に何か聞こえているのかを本人に問うことが精神科の診断では重要とされる。「思う」と「聞こえる」は大違いで、「聞こえる」という知覚的な体験があればそれは幻聴であり、診断的意義が大きいからである。ところが他方、「視線」については、単に過敏になっているのであろうという推定で済ませるか、仮に病的な症状であると判断したとしても関係念慮や妄想知覚という言葉を当てて、幻視であるという診断には向かわない。視線が刺さっていると「思う」だけなのか、他人が自分に視線を向けているのが「見える」のかを本人に問うことはしない。それはなぜか。当事者が聴覚系の体験を語るとそれは幻聴であろうという判断に診察者は傾きやすいのに、視覚系の体験を語るとそれは幻視であろうという判断には傾きにくいのはなぜか。

　それは、統合失調症の幻覚が、本質的には偽幻覚であることから説明できるとわれわれは考える[3]。

　偽幻覚は仮性幻覚ともいう。以下、本書では偽幻覚という言葉に統一する。偽幻覚も仮性幻覚も誤解されやすい言葉で、「偽」にしても「仮性」にしても、それは「真ではない」「本物ではない」という意味の言葉なので、「軽い」つまり「本物の幻覚より軽い幻覚」という印象を、少なくとも一般の人は持ちやすいが、それは大きな誤解である。

　幻覚の最も単純な定義は「対象なき知覚」である。実際にはそこに存在しないものが見える、聞こえる、それが幻覚である。このとき、当事者が述べる「見える」「聞こえる」という体験が、真の知覚と同一の性質を持っていれば真性幻覚だが、真の知覚とは異なる場合が偽幻覚である。真性幻覚は統合失調症以外にも多くの病態で出現する。メカニズム的には、脳内の知覚野が活動すれば真性幻覚として体験されるので、真性幻覚はてんかんや脳変性疾患など、あらゆる脳疾患で出現しうる。それに対して知覚に似て非なるものとして体験される症状である偽幻覚は、知覚野の異常活動だけでは現れ得ず、脳のより広い範囲の障害があって初めて出現するものであると考えられるから、統合失調症にかなり特異的な症状であると言える[4]。メカニズムから言っても、偽幻覚は

真性幻覚よりむしろ重い症状であると見るほうが妥当である。

　偽幻覚として最もよく例示されるのは、域外幻視と呼ばれる体験で、これはたとえば「自分の背後に人が見える」というような、本来の視覚でカバーできる範囲から外れたものが「見える」という体験を指す。自分の背後に何かが「見える」はずがないから、その体験は明らかに真の視覚とは異なる。だが本人の主観的体験が「見える」というものである以上、それは幻視である。「背後に物が見えるはずがないから、本人は見えると言っているが、実際はそう感じるだけであろう」と人は推定するが、主観的体験とはあくまで一人称の体験であり、その体験の有無は本人だけに決定する権限があるから、人が何と言おうと、本人が見えるという以上は見えるのであって、それは幻視である。

　域外幻視は、偽幻覚という概念を説明するには便利な症状であるが、そもそもあまりよく出会う症状ではないし、域外幻視以外のよい偽幻覚の例があまりないので、偽幻覚という言葉はなかなか市民権を得にくい状況にある。他の例を挙げるとすれば、たとえば、「地球の裏側に自分を殺そうと企む人物がいるのが見える」も定義上は偽幻覚であるが、これはどうも幻覚の一種に分類することに抵抗感がある。次のようなケースも同様である。

Case 3387

　自分が座っている教室の床の向こう側（地球の向こう側）が見えていました。自分の真下で別の人間がどのような暮らしをしているのか私には見えていました。隣のクラスの授業風景も見えていました。学校を透明に見ることができました。

　「見えている」と明言している以上これは幻視であり、見えるはずのない空間内に見えている以上これは域外幻視＝偽幻覚の一型であるが、それは見えたのではなく想像の中に見えた（表象＝頭の中のイメージ）のであろうと考えるのが普通で、するとこれは幻覚とは呼ばないということになりがちである。

　聴覚領域の偽幻覚については、問題はさらに大きい。域外幻視のような説得力ある実例を示すことが困難なのである。それでも一つ典型的なものを挙げるとすれば、短い時間内に、とてもその時間内では言葉として聞こえるはずのない量の言葉が聞こえたとされる体験がある[5]。これは、本人はそういう声が「聞こえた」と述べるものの、客観的には非常に多くの意味内容を短時間に圧縮

された形で感知したと考える以外になく、聴覚体験と同じとはとても考えられない。すると、空間的に見えるはずのないものが「見えた」とするのを域外幻視と呼ぶことに対比して、時間的に聞こえるはずのないものが「聞こえた」とするという点に着目すれば域外幻聴とでも呼ぶべき体験であって、偽幻覚に分類することができる。但しこれも域外幻視と同様、それほど多く見られる症状ではない。

　だが本当はそんな特殊な例を持ち出す必要はない。真の知覚と同じ性質を持つ幻覚が真性幻覚、そうした性質を持たない幻覚が偽幻覚であり、統合失調症の幻聴とは前章でも記した通り、その聴覚性が本来の聴覚とは異なるのであるから、「統合失調症の幻聴は偽幻覚である」とシンプルにいうことが可能である。もっとも、「はっきりと聞こえた」と当事者が明言することも決して少なくなく、さらには自分の近くの特定の人物に対して「今あなたがこう言ったのが聞こえた」などと述べる場合もあり、これらは定義に基づけば真性幻覚であるから、「統合失調症の幻聴は真性幻覚のこともあれば偽幻覚のこともある」がより正確な表現であるようにも思える。だが真性幻覚であるかのように表現された幻聴体験でも、聞こえた声の性質などについて本人からよく聞き出そうとすると、実際の体験は聴覚性が希薄であることが非常に多いことからすると、「統合失調症の幻聴はすべて偽幻覚である」と言えよう（「今あなたがこう言ったのが聞こえた」と明確に訴える場合でさえ、それを真性幻覚と呼んでいいかは疑問である。はっきりと声が聞こえたとしても、それを特定の人が発した声であると確信するためには、知覚とは別の機制が必要である）。もしこの言い方が断定的にすぎるのであれば、「統合失調症の幻聴はすべて偽幻覚の色彩を持っている」と柔軟な表現を取ってもよい。

　そして臨床の現実からすると、統合失調症の当事者が「声が聞こえた」と述べるとき、その声の性質を毎回詳細に聴取するということはできにくい。実際には聞こえているのか聞こえていないのかはっきりしない場合でも、とにかく本人が「聞こえた」という表現をすれば幻聴と診断されるのが常である。他方、本人が「見えた」と表現しても、しかもかなり明言しても、それは幻視とは診断されにくいのが常である。したがって次のように言いうる：

聴覚領域の偽幻覚は、真性幻覚と混同されやすい。
視覚領域の偽幻覚は、真性幻覚と混同されにくい。

　真性幻覚と混同されにくければ、幻覚と呼ぶことにも抵抗感が生まれるのは当然である。これは先の「聴覚領域の体験であるとき、診察者は幻聴の可能性を考えやすい / 視覚領域の体験であるとき、診察者は幻視の可能性は考えにくい」を、偽幻覚という視点から言い換えたものであるとすることができる。

　幻視と幻聴をめぐるこのような診断バイアスが存在する理由の一つは、おそらく「幻視」「幻聴」という言葉そのものの中にもあると思われる。すなわち、「幻視」という言葉は日常用語ではほとんど使われることはなく、「幻覚」が「幻視」を指す言葉として使われている。「幻覚と幻聴」という表現は精神医学的にはあり得ないが、日常用語的には「幻視と幻聴」という替わりに「幻覚と幻聴」というのが常である。日常用語としての「幻覚」は、「そこに存在しないものが見える」ことを指すのであって、「そこに存在しないものが聞こえる」ことは指さない。すると、そんな「幻覚」の言い換えである「幻視」という言葉には、日常用語としての「幻覚」のイメージが指紋のように付着している。このため日常用語としての「幻覚」のイメージに合わないものを「幻視」と呼ぶことには抵抗が生まれ、したがって本来的に偽幻覚である統合失調症の幻視系の体験は、「幻視」（＝日常用語では「幻覚」）とは判断されにくい。他方、「幻聴」は、日常用語的には「幻覚」に含めず、むしろ「空耳」のイメージが付着している。「空耳」は、聞こえたか聞こえないかが不明確な場合にも使う言葉なので、明確な聴覚性のない偽幻覚である統合失調症の幻聴系の体験も、比較的あっさりと「幻聴」と判断されやすい。診察者が精神科医であっても、言葉を使うときには日常用語のイメージから完全に離れることは不可能であるから、「聴覚領域の体験であるとき、診察者は幻聴の可能性を考えやすい / 視覚領域の体験であるとき、診察者は幻視の可能性は考えにくい」というバイアスが発生しているのであろう。

　このような診察者側の要因を別にしても、真性幻覚と偽幻覚は区別し難いことが統合失調症の臨床ではかなり多い。そして、発症初期や前駆期と呼ばれる段階においては、幻覚にはとても分類できない体験と偽幻覚も区別し難いことがかなり多い。これは見方を変えれば、幻覚の「偽」性が、発症初期や前駆期

の頃にはむしろよく見て取れるということもできる。たとえば次のようなケース。

Case 1448

電車に乗るときに人に見られてる感じがいつもします。周囲の話が私への悪口だと思ってしまいます。

ここには「周囲の話が悪口だと思う」という幻聴系の体験と、「人に見られている感じがする」という幻視系の体験が併存している。そしてどちらも明確な知覚性は有していない。したがっていずれも偽幻覚と言いうる体験であるが、「周囲の話が悪口だと思う」については幻聴かもしれないという判断に傾きやすく、「人に見られている感じがある」は幻視かもしれないという判断には傾きにくいであろう。発症初期や前駆期にはこうした状況は非常に多いものである。

次のケースは友人についての報告である。

Case 0689

電話がかかってきたら、その向こうに何人も人がいて、自分の話を聞いてみんなで笑ってるのではないかと心配になるそうです。あと、「○○と言われたけど、遠回しに私に△△と伝えたいのだ。私にはわかる」などといった言い方がとても多くなりました。

後半は幻聴系、前半は幻視系に分類しうる。電話の向こうにいる人の様子の描写を幻視系と呼ぶことには抵抗があるが、域外幻視の性質は確かにある体験である。

テレビの内容を見て、「なぜ自分の話をしてるのか」と恐ろしくなるそうです。子供の絵本を見て、「自分のことが書いてある」と言います。

テレビについての体験は幻聴系、絵本についての体験は幻視系に分類できる。

　公園に子供を連れて一緒に遊びに行ったとき、ペンキで書かれた落書きを見て「ここに書かれていることはすべて私のことなんでしょう!?」とかなり興奮していました。

　幻視系の体験である。

　この Case 0689 の一連の体験は、このように幻聴系と幻視系の併存として捉えることができるが、では幻聴や幻視であると言えるのかというと、少なくとも定義上はとても言うことはできない。しかしながらこのような体験が明確な幻聴や幻視（特に幻聴）に発展していくことが多いという臨床的事実からすれば、このように、①偽幻覚とさえ呼びにくいほどに知覚性が曖昧な体験と、②偽幻覚と、③真性幻覚の間には、統合失調症においては連続性があると言うことができる。そして、ケースによって決して同一の発症・経過をたどるものではないにせよ、初期や前駆期には、①偽幻覚とさえ呼びにくいほどに知覚性が曖昧な体験が優勢であることはある程度一定して認められる。また、時間的経過を別にしても、①を、②や③の萌芽であると呼ぶことは正当であろう。たとえば次のような体験である。

Case 2526

　10 代女性です。笑い声や視線が自分に対してのものではないかと不安になる。

　「笑い声」という聴覚、「視線」という視覚を感知しているが、どちらも幻覚というレベルには到底届かず、関係念慮と呼ぶべき症状である。これだけでは単なる自意識過剰の可能性が否定できず、その後により明確な症状が現れた時点で振り返ってみて初めて、これが統合失調症の症状の萌芽だったとわかるレベルである。

　「笑い声」と「視線」は、いずれも言葉になる前段階の漠然としたメッセージである。それは「何か」でしかない。だが当事者はそこに悪意を感じ取っている。言葉で明示されていないだけにその悪意は陰湿で、不快で、時に不気味である。そのメッセージが開示されるとすれば、それは言葉という形しかない。悪意とは他者の思考であり、思考は言葉であり、メッセージとはその性質上言葉で伝えられるものである。言葉以前の思考というものがあるかというのは哲

学の領域に入る難題だが、少なくとも人は、気づいたときには言葉を用いて思考しているし、メッセージの意味を最も明確に伝えられるのは言葉によってである。そして悪意とは侵入性を持って迫ってくるのであり、侵入性は、視覚と聴覚では聴覚のほうが強烈である。音とは、さらには人の声は、そこに存在するだけでわずらわしく、「うるさい」ものである。これは、公共の場での他人の携帯電話での会話がうるさく感じられるという形などで誰もが実体験している事実である。幻聴は、内容がわずらわしい以前に、幻聴として存在するだけでわずらわしいのだ。悪意あるメッセージを伝える手段としては、聴覚に訴えるのが最も強力であり、しかし視覚でも「視線」や「態度」は例外的にその機能を有しているのは本章冒頭近く（58 ページ）で述べた通りである。

　統合失調症の症状を説明するとき、「被害的な幻聴が多い」というのは、幻聴のほうに軸足を置いた表現である。「被害的」に軸足を置けば、幻聴はそれを感知する一つの形式にすぎない。聴覚はメッセージ伝達の最強の形式であるから、「にすぎない」という表現には違和感もあるが、五感のうちの一つであることに変わりはない。「被害的」を視覚で感知するときは視線や態度が主になる。他の感覚、すなわち、触覚・嗅覚・味覚に至っては、被害的なメッセージとして体験されるものはかなり限定されており、幻触は性的接触が多く、幻嗅は嫌な臭いが多く、幻味は毒が多いことは、その限定をそのまま反映している。

　①偽幻覚とさえ呼びにくいほどに知覚性が曖昧な体験が、②偽幻覚へ、さらには③真性幻覚に発展していくものだとすれば、それは①が知覚性（正確には擬知覚性）を獲得していく過程である。「幻聴系」「幻視系」は、①における、曖昧ながらも知覚性がある体験についての、妥協的表現であるとも言えるし、知覚性に過度に束縛されない適切な幅を持った表現であるとも言えるであろう。臨床的には、①の段階では幻聴系と幻視系の出現頻度に大きな違いはない。そして①の本質が悪意あるメッセージだとすれば、知覚領域の中ではそれを最も具現しやすい聴覚が選択され、②③と発展していく過程で幻聴が優位になっていくのは合理的で自然な経過である。

　但しそれは、発展を知覚領域に限定した場合である。非知覚領域に発展しないと考える根拠はない。非知覚領域とはすなわち思考であって、知覚領域という外界に、幻覚という正常とは明らかに異質な現象が発生するよりも、思考として本人の内界で発展していくほうがむしろ自然であるとも考えられる。もし

妄想の発展をそのように捉えることができるのであれば、統合失調症の代表的な陽性症状である幻覚と妄想は、共通する基盤から発展した二つの形であるということになる。次章、妄想論に続く。

幻視論　の注

1) クレペリン 1913: 8 も統合失調症の幻覚の中では幻聴が圧倒的に多いと記してい
るが、安永 1978: 34 は次のように述べている：

> 幻視はそう目だつ症状ではない。たとえあっても、幻聴よりも報告されにくい面
> もあるようである。しかし曖昧な形のそれまで含めれば、思いのほか広範に存在し
> ているのではないかとも思われる。

われわれは安永の見解に賛同する。

2) Huber G, Gross G: Wahn. Stuttgart, Enke 1977.

3) 統合失調症の幻覚が偽幻覚であることは古来多くの精神病理学者から指摘されて
いるが、指摘されるまでもなく、統合失調症当事者の話をよく聞けばあまりに明
らかである。このあまりに明らかであることがあまり一般化していないことはあ
まりに奇妙なことであるが、一つには本書本文に記した通り、「偽」幻覚という言
葉があまりに不利なためであろう。幻覚がすでに実体がないものなので　その実
体のないものの「偽物」とか「仮性」となると、存在感はもはや消滅寸前である。
だがそれとは裏腹に、偽幻覚は統合失調症の原体験に接近するための最強のキー
ワードである。

4) 安永 1978: 41 は次のように記している。

> これらの幻覚は、たとえば「現実の諸知覚と並列に並ぶ知覚の一種で、ただ実際
> にはその外部対象を欠く」という意味でのみ幻覚たるのではない。

統合失調症の幻覚は偽幻覚であるということと、この記載は同値である。

5) 安永 1978: 23 は、新海の論文を引用し次のように記している。これはそのまま偽

JCOPY 498-22928

幻覚としての幻聴の記載になっている。

　　臨床上「いま、聞こえた…」といういい方から察せられる幻聴時間に比して、聞
　こえた内容を語る文章はあまりに長い印象を与えることがある（新海）。つまり多く
　の内容が短時間内に圧縮されている印象があり、これらの点は、患者が、ふつうの
　スピードで語られる言葉を聞いたというより、ある思念の一塊を聞いたのであるこ
　と、したがって聴覚という"知覚"よりも、思念、言語イメージの性格に近づいて
　いる、ということを考えさせられる。

［3章］

妄想論

　妄想は幻聴と並ぶ統合失調症の最も代表的な症状である。だがこの二つは医学的症状としての概念水準が大きく違う。幻聴は、当事者が「聞こえる」と述べることに基づいて幻聴と診断される。すなわち本人の主観的体験が診断の指標である。それに対し妄想は、当事者が述べた内容を、診察者が「それは変だ」などと判断することで妄想と診断される。すなわち診察者による客観的評価が診断の指標である。

　したがって次のように言いうる：

**　　*幻聴は自覚症状である。***
**　　*妄想は他覚所見である。***

　幻聴においては、聞こえたかどうかを判断する権限は100％本人にあるのに対し、妄想においては、内容が変かどうかを判断する権限は100％診察者にあるから、これはかなり根本的な相違で、身体疾患の症状に置き換えれば、腹痛（自覚症状。その有無の決定は本人に100％権限がある）と炎症反応（他覚所見。その有無の決定は診察者に100％権限がある）ほどの大きな違いである。

　但し妄想は、他覚所見といっても身体疾患のそれとは大きく意味が異なる。たとえば炎症反応であれば、その有無は検査の数値に基づいて客観的に決定することができるが、妄想の有無は診察者の主観的評価にすぎない。しかもその評価基準は診察者が「それは変だ」と思うかどうかであるとすれば、ほとんど無政府状態で、これでは医学的診断と呼ぶことはできない。

　それどころか、妄想という言葉は一般用語としても使われていることが、事態をさらに混乱させている。一般の人は妄想という言葉をしばしば、「変なことを言っている」「わけのわからないことを言っている」などのことを指して用いている。先に「妄想とは、内容が『変』であること」と曖昧な表現を取ったのは、一つには妄想の精神医学的定義がいまだ定まっていないという理由からであり、もう一つは一般の人が使う妄想という言葉の用法を無視することはできないという理由からである。しかし妄想の定義が「変なこと」では何を指しているか決めることができず、妄想論を開始することさえできない。妄想という言葉については、一般用語としての用法を尊重しつつ、他方で専門用語としての定義が必要である。そこで精神医学の現状に目を向ければ、現在、最もよく

用いられているのはヤスパースに基づく定義、「訂正不能の誤った確信」である[1]。

Case 3225

　母は、家に盗聴器が仕掛けられていると思い込んでいます。専門家の方を呼んで調べてもらったりしても盗聴器はないのですが、母は仕掛けた人と専門家の方がグルになっていると思い込んでいます。

　この母は盗聴器が仕掛けられていると「確信」している。盗聴器がないことが客観的に示されてもそれを信じないから「訂正不能」であり、盗聴器が仕掛けられているのは事実でないから「誤っている」。このように、反証を示されても誤りが訂正されず確信しているものを妄想であるとするのがヤスパースに基づく定義である。だが臨床で妄想と呼ばれているものの中には、この定義に合わないものがいくらでもある。

◆訂正不能の確信？

　「訂正不能の誤った確信」が妄想の定義だとすれば、その第一分節の「訂正不能」が、すでに疑問のある規準であるのは、多少でも統合失調症の臨床に携ったことがある者にとっては明らかである。実際の臨床例に接していれば、妄想は時期によって訂正されることがあるのはごく普通に観察される。薬物療法によって妄想の確信度が徐々に溶けていくのはしばしば経験されることだが、自然経過の中でもそういうことはある。たとえば次のケース。

Case 4046

　父親が私の部屋に監視カメラをつけてるのではという妄想と、母親が食事に毒を仕込んでいるという妄想、考えが他人に聞かれてるのではという妄想が私にはありました。
　監視カメラなどつけようがないとわかってもいましたが、つけてるんだろ?!聞こえてるんだろ!!　と強く思ってもいました。でもだんだんそんなことはあり得ないという気持ちが勝るようになり、妄想は徐々に消えていきました。

　いったん確信が強度になり、訂正不能のレベルに達したが、その確信は自然に消退している（本人自身が「妄想」という言葉を使っていることについての考察は後述する）。このケースではしかし、この後にはまた強度が増し、以後は消長を繰り返しているという経過を取っていることが報告されている。

　このような場合、訂正不能のレベルになったものだけを妄想と呼び、そこまではいかないレベルのものは妄想とは呼ばないというのはあまりに杓子定規である。病気の症状とは、それが身体疾患であれ精神疾患であれ強弱があるのが常であって、軽いものと重いもので症状名を変えることに意味を見出すことはできない。Case 4046 のような経過は「確信度が動揺しながら妄想が持続している」と描写するのが、医学における症状名の用語法に適合している。

　また、統合失調症の発症過程では、次のケースのように、当初は半信半疑で、徐々に確信度が高まっていくという経過がむしろ普通である。

Case 3997

　20 代の今考えると、周りに考えていることを気づかれないようにしなければ、とは高校生くらいから漠然と感じていたようです。このところ、その気持ちが確信に変わってきて、周りは知らないふりをして共謀して隠しているのだ、と思うようになり、今は、そんなはずはない、という気持ちと葛藤しています。

　非常に漠然とした思いから、だんだん確信度が高まってきている。妄想が結晶化していく一つの典型的な経過である。上の時点ではまだ本人は半信半疑なので訂正可能であると言えるが、「訂正可能だから妄想とは別の症状である」とするのは不適切で、「確信度の弱い妄想」と呼ぶのが適切であろう。そして遡って高校生頃の時期の、より漠然とした思いは、妄想と呼ぶことには無理があるが、時間が経過して妄想が確定的になってから振り返ってみれば、「確信度の非常に弱い妄想」あるいは「妄想の萌芽」と呼ぶのが適切であったということになろう。

　確信度をどのように判定するかという問題もある。

Case 3547

10 代女です。お母さんと眠っているときや、車の助手席に座っているときなど、とても距離が近いとき、考えていることがすべてお母さんにも聞こえていると思います。でもそれは気のせいだと知っています。でもやっぱりバレていたらいけないので、聞かれて恥ずかしいことはなるべく考えないようにしようとしています。

これは確信度が強いというべきなのか弱いというべきなのか。「気のせいだと知っています」と述べている以上は確信度は弱いようだが、一方で、「聞かれて恥ずかしいことはなるべく考えないようにしようとしています」というのであるから、行動が左右されている以上は、実際には強い確信度を持っており、真の意味では訂正できていないと言うべきなのか。ここは意見が分かれるであろう。

そして、自ら「妄想」という言葉を使っている場合はどう考えるか。先のCase 4046（父親による監視カメラ、母親による毒）も、自分の思いを「妄想」と呼んでいる。もっとも Case 4046 は、確信度が弱まった時期になってから振り返ってみれば妄想だったという意味で使っているという解釈も可能だが、次のようにリアルタイムで自分の思いを妄想だと述べるケースも決して少なくはない。

Case 2179

18 歳の女です。最近気づいたのですが 2 ヶ月前からたまに妄想があったみたいです。たとえば携帯のネットがなかなか繋がらなかったら「誰かが繋がらないようにしてる、もてあそんでる」や物がみあたらなかったら「誰かが隠した」など。しかし妄想だと気づいてからさらに酷くなりました。「誰かが私を監視してる」「外で通りかかるやつらも監視してるやつとグルだ」など。妄想だとわかってても私の中では本当に現実化してるようで、現実と妄想の世界がゴチャゴチャになってるようでいい加減気が狂いそうです。誰かが見張ってるみたいで凄く怖いし気持ち悪いです。

　本人の口から妄想と言う以上、その内容は事実ではないとわかっているのか。だが彼女が「訂正不能の誤った確信」という妄想の定義を知っていて、自分の思いがその定義に合っていると判断しているとはまず考えられない。一般用語としての妄想、すなわち、「変なこと」とか「(他人から見れば) わけのわからないこと」という意味で使っているのであろう。しかし一方で「妄想だとわかってても私の中では本当に現実化してるようで」と言っているから、彼女の言う「妄想」の内容が現実に反しているという認識は確かにある。それでも「現実と妄想の世界がゴチャゴチャになってるよう」だと感じ苦悩している。

　このように確信度は動揺する。訂正可能か不能かも二者択一的に明確に定めることはできない。もちろん先に指摘したように、完全に訂正不能の確信という場合もある。一つだけ例を挙げてみよう。

Case 1141

　あらゆる方法での脳コントロール、身体コントロールがいま現在大勢の人間に対して行われています。体験者がたくさんいるのが何よりの証拠です。すべて心、精神の病気のせいではないわ、ばか！　それともあなたもコントロールされているくちか？　精神科、心理学にはペテン野郎がほとんどだと聞いたが、お前もそのくちか？　このくそぼけどぶ野郎！　一からやり直せ！　まずてめえの脳みそ検査を徹底的に受けやがれ！　いんちき野郎が！

　これは完全な確信であり、完全に訂正不能である。また、内容が誤っていることも確実だから、「訂正不能の誤った確信」にぴったり当てはまる。一般用語としての妄想にも合っている。だが実際の臨床では決してこのような例だけを妄想と呼んでいるわけではない。実際のケースの妄想は、確信度が動揺する。訂正不能性も動揺する。「訂正不能の確信」は、一部のケースには確かに当てはまっても、統合失調症の妄想の全例には到底当てはまらない。そもそもヤスパースも、「訂正不能の誤った確信」が妄想の定義であるなどとは言っておらず、「妄想とは、全く漠然とした意味で、誤った判断のすべてを指す」という記載に続けて、その外的な特徴として「訂正不能」「誤った」「確信」の三つを示しているにすぎない[1]。しかし妄想には他になかなか適切な定義がないため、教育目的のためなどに便宜的に定義に代わるものとして用いられているのが現状で

ある。本稿に「ヤスパースの定義」とは書かず「ヤスパースに基づく定義」と書いたのはその理由による。「訂正不能」も「確信」も、妄想の定義とするのは不適切なのである[2]。

◆誤った？

では「訂正不能の誤った確信」の「誤った」についてはどうか。一般用語としての妄想では、内容が誤っていることは必須条件である。いくら頑として言い張っていても、その内容が正しければ、それは信念であって、妄想ではない。

しかし医学用語として妄想を定義するとき、「誤った」を必須条件とするのは適切とは言えない。なぜなら、まず第一に、誤っているかどうかは厳密にはわからないからである。誤っていると断ずるからには、客観的事実と照合するという作業が欠かせないが、臨床ではそのような作業が可能なことは少ない。もちろん、内容が全く非現実的だったり、あまりに変だったりした場合は、その照合作業を省略しても全く問題はない。しかし、「自分はみんなに避けられている」「陰口を言われている」といった、統合失調症に非常によくある体験は、十分に現実的な内容であり、直ちに「誤っている」と判定することはできない。それなのに誤っていると決めつけられれば、当事者からすれば、その場にいたわけでもない診察者になぜ誤りだとわかるのかと憤慨したくなることもあろう。それに対して仮に、「そういうふうに憤慨すること自体、妄想の証拠だ。病気の証拠だ」と診察者が断じるとすれば、それは傲慢な独断であって医療ではない。

また第二に、内容がたまたま事実だったという場合もある。典型的な例は嫉妬妄想で、配偶者やパートナーが不倫をしているというこの訴えは、当事者が合理的な根拠なく確信していれば妄想とされるが、よく調べてみると不倫は事実だったということが少なからずある。するともし「誤った確信」が定義だとすると、事実だとわかった時点で妄想ではないということになるが、それは明らかに不合理である。

第三の、そしてある意味最も根本的な問題は、当事者の内界の体験については、それを「誤っている」と判定する権限は誰にもないという点である。内界の体験とは、たとえば痛みである。痛みがあるかないか、程度はどのくらいか、そうしたことを判定する権限は本人にしかない。痛みが自分の内界についての

体験すなわち主観的症状である以上、痛みの感知に関連する脳部位の活動をいくら精密に調べても事情は同じで、客観的所見がいかなるものであろうと、本人が痛いと言えばそれは痛いのである。それと同様に、たとえば「自分はあやつられている」という体験も主観的症状であるから、それが事実か否かを判定する権限は本人にしかない。それに対し、外界にかかわる体験については、正誤を判定する権限は逆に第三者にあり、本人にはない。本人がいかに自分は体験したのだと言っても、客観的にそうした事実が外界になければ、その体験談は誤りである[3]。もちろんこのとき、実際には事実との照合が不可能のこともあるが、それでも、論理的には正誤は客観的にしか決定され得ないものであることに変わりはない。したがって次のように言いうる：

> **内界については本人に正誤を決定する権限がある。**
> **外界については周囲に正誤を決定する権限がある。**

　以上、少なくとも三つの観点から、「内容が誤っているか否か」は妄想の定義を構成する要素としては不適切である。誤っているかどうかは検証できるとは限らないこと、内容がたまたま正しいこともあること、そして、本人の内界については、それは主観的症状であるから、正誤を決定する権限は診察者にはないこと、その三つの理由である。「誤った」もまた、医学用語としての妄想の定義に組み込むことはできない。

◆妄想加工

　人は定義を作る。人々が概念について議論としようとするとき、定義はなくてはならないものだが、時に定義は、それを作った人に牙をむき、人を惑わす。
　数学の定義であれば、それを出発点にして議論を展開していくことが可能かつ全く正当である。たとえば円の定義は、「一点から等距離にある点の集合」である。この定義を満たすものだけが円であり、少しでも満たさなければそれは円ではない。たとえ一見したところ円のように見えても、数学の世界においては、「円」という図形からは除外しなければならない。
　だが現実世界においては、定義は大部分の場合は後づけである。出発点は現

に存在する物事であり、後づけされた定義に合わないからといって物事を除外するのは本末転倒であって、そこからの議論の展開はまさに机上の空論である。統合失調症の症状としての幻聴を扱うとき、聴覚性が乏しいものを幻聴から除外するのは不合理であるのはこの理由による。

　そこで妄想についても、定義の追究からはいったん離れて、実際に妄想と呼ばれているものに立ち返ってみる。

　たとえば次のような当事者の語りは、誰もが「妄想」と呼ぶであろう（文中の Case 0580 とは、させられ体験についての自己報告である）。

Case 0869

　私は 27 歳女性です。Case 0580 あやつり人形のように体を動かされた体験をしました。で、林先生はさせられ体験であると回答されていました…。それは医学のお立場からの回答と思われますが、間違っています。正しい知識をみなさまにお伝えするため、私はこのメールを書きました…。あれは、大司令症候群のテレパシーです。本当に視線を意思的に動かされ、行動を命令されます。実際、ラジオやテレビ、放送塔のような感じで脳内に命令します。わたしも、あるボランティア活動のリーダーをしていましたが、吸殻や空き缶や司令には、うるさく口を挟みました。そんな、口を出すんだったら、自分でしろ！って言ってやりました。司令されっぱなしは危険です。しかし、相手のこころを変えることができます。みんな、パニックになってしまい、それどころではナイのだと思います。本当に、その状態が三日も続いたらバテてしまうでしょう。だけど…私はがんばりました。分裂症のお薬は脳を鈍感にすることを前提にしています。しかし、お薬を飲み続けてしまうと副作用で、家事も育児も仕事もできなくなってしまいました…。必要とされないこと。それがさらにどんどん自分を壊して崩れていきました…。ある日決めました…。声達をコントロールして仕事に復帰すると…。そのときは一桁の足し算もできない脳の状態でした…。お薬の副作用です…。しかし私は意志が強かったのでお薬をやめました…。副作用の世界で生きるか？自分のやりたいことが出来るか？自分のやりたい事を選びました。おかげで質はちがいますけれど症状は児童の頃からです。今回は、一番強い電撃反応会話でした。いろいろな画面を相手に見せてあげることにより…。お話を聴いてあげたり、話し合ったりということで…こころを認め合い…そして今、ついに…嫌がらせは

なくなりました。存在達はみんな優しくなりました…。声達…曰く…「愛は憎しみかと思っていたら愛は優しさだった」…。もちろん、大司令症候群の意志も、もうまったくありません…。大司令症候群の声には、惑わされない！ こころをこころとして認め合った結果報告です。いま声達はおしゃべりで、夜になると「お話し聴いて欲しい。お話し聴いてほしい。」と来ます。だから、眠るために、アモバン、レンドルミン、セルシン、デパスを飲んだりしています。出会えて良かった。と言う言葉をきくたびに、安心がひとつ増えます。これこそが統合失調病が統合された状態だと、私ははっきりわかりました。先生も医学の先入観にとらわれず、このような治り方があることを、是非是非全国に広めてください…。

　これは一時ネットでかなり話題になったケースである。ということはすなわち、多くの人が一つの妄想の典型であると認めている。妄想という言葉の一般社会での使われ方、「変なこと」「わけのわからないこと」とはこういうものを指すのだ。精神医学的な立場から見ても、これは統合失調症の当事者の語りの典型の一つである。

　ではこれをどう説明するか。一般の人々に対して、どこがどう統合失調症として典型だと説明するか。医学生や研修医への教育場面ではどうか。「全体として典型的」というのがあるいは最も正しい説明かもしれないが、それは説明とは言えない。「この雰囲気を感じ取って欲しい」という説明が説明と認められる時代ではない。すると語りの中から症状を切り出して分析するというのが一つの手法になる。その手法に従い、「意思的に動かされ、行動を命令されます」をさせられ体験、「大司令症候群のテレパシー」を思考吹入、「声たち」を幻聴、そして自らの体験についての解釈を思考障害とか連合弛緩などと名づけることは可能であろう。だがそうしてみると、「妄想」として切り出せるものがない。タマネギの皮をむいていったら最後には何も残らず、ではタマネギとは何だったのかと当惑するようなものである。

　医学生の試験で、「この Case 0869 に見られる症状を精神医学的用語で列挙せよ」という問題が出されたとしたら、妄想も正解の一つになるのか。そうだとしたら、どれを指して妄想であるとするのが正解なのか。定義することに意義がある場面の一つが教育であることは前述した。「訂正不能の誤った確信」を一応の定義だとすると、それはこの語りのどこを指すのか。全体として現実でな

い誤ったことを言っているのは明らかで、それを医師に教えようとしていること自体が訂正不能の強い確信の存在を雄弁に示していると捉えて、体験全体を指して妄想と呼ぶのか。それも正解の一つと言えるかもしれないが、いかにも冴えない説明である。その背景には、「症状を切り出して分析する」という手法自体に内在する矛盾もある。人間の精神活動とは全体として機能しているのであって、そこから部分を切り出すのは研究や教育を目的とした便宜的な作業にすぎず、仮に最大限に精密に部分を切り出して、しかる後にそれらの部分をつなぎ合わせて再構成しても、元の精神活動を再生することはできない。

　但し方法論そのものに内在するそうした根本的問題が原因であると結論するのは、できる限りの分析をし尽くした最後としなければならない。かかる結論は、「分析は不可能」という一種の敗北主義にほかならないからである。

　とは言え、上の Case 0869 について、仮に精密な分析を試みたとしても、それは推定に推定を重ねる作業にならざるを得ず、しかもその推定の根拠は相当に薄弱で、分析結果自体のほうが妄想レベルのおとぎ話ということにもなりかねない。Case 0869 は、端的に言えば、分析の対象とするには病気が進みすぎているのである。発症初期にはもっとシンプルなスケッチ的な病像であったはずだが、その後、環境からの影響が取り込まれたり、病気そのものの進行によって様々な色がつけられ、結果としては奇妙と描写する以外ないほどの錯綜した絵になってしまっている。統合失調症には、一方にこのようなケースもあるが、他方に、主観的体験をかなりまとまった形で語ることができるケースもある。そうした語りからであれば、Case 0869 からは見えなかった、症状の本質が読み取れることが期待できる。

　そこで次に示すのが、当事者自身が「外思共有の概念について」という題をつけた報告である。自らの体験についての自己分析が、ある意味冷静に淡々と記されているこの文章を、要所要所に解説を挿入しつつ示す（解説によって分断されているが、ゴシック体の部分のオリジナルは当事者による一連の文章である）。

Case 3543

　20 代男性です。遠隔操作を用いて思想や感情を犯されています。また、それに気づかれると不利益を受ける団体から意識的に悪い感情を共有されています。電

波が自分の頭に指示をしてくるなどと言うと、精神を病んでいる人達と一緒にされそうですが、日本人を救うためには避けて通れぬ道であることは確実なため、以下の内容から警告をお願いします。

　「遠隔操作を用いて思想や感情を犯されています」と、冒頭から被影響体験が述べられている。先のCase 0869（大司令症候群）に比べると、かなり抑制のきいた文章であるが、病識は欠如していることがこの数行ですでに窺われる。
　だが彼は一方で、自らの体験が異常ないしは特別のものであるという認識は持っており、それらを、次のように、（1）妄想でないとわかってもらえそうなこと、（2）妄想だと思われそうなこと　の二つに整理している。

（1）まず、妄想でないとわかってもらえそうなこととして、「外思共有された無機物に支配されること」について。

　「妄想でないとわかってもらえそう」とは、いかにも妄想的な内容が語られそうな導入である。文中、「外思共有」は彼の造語であり、これだけでは意味がわからないが、後の（2）に説明が出てくる。また、「無機物に支配される」という表現からは、被影響体験やさせられ体験のニュアンスが感じ取れるが、その「無機物」とは何を指すのか。

私は現在、四六時中、無機物に監視されています。その感覚を説明するのは難しいのですが、たとえば、電柱や信号機といった町中の無機物は様々な感情に犯されて悪意を持っています。その結果として監視の目が嫉妬だとかのネガティブな感情の発生源となり、善良な市民への監視へと繋がります。つまり、われわれが無機物に外思の共有によって目的を与えているということです。

　彼の言う「無機物」とは、「電柱や信号機」を指すようである。そうした無機物が「悪意を持っている」のだという。その悪意は「様々な感情に支配されている」ことによるのだという。そうした悪意の結果、人々が監視され、その監視が「嫉妬だとかのネガティブな感情の発生源」となっているのだという。「外思共有」はこれらを要約する言葉であることがわかる。しかし「われわれが無

機物に外思の共有によって目的を与えている」とはいったい何を言っているのか。この一文は「つまり」で始められていることから、当事者としてはここまでの要約として記しているのであるが、どこが「つまり」なのかわからない。

　なおここで「その感覚を説明するのは難しい」と彼自身が述べていることも意味深長である。すなわちこの内容は、言葉にし難い体験であると彼自身が自覚している。それは、この体験自体が彼が十分に言語を獲得してから初めて発生したものであり、そもそもこの体験に当たる言葉が存在しないことによる難しさであることを窺わせる。それを彼が何とか他人に伝えようとして誠実に綴ったのがこの文章である。上の「われわれが無機物に外思の共有によって目的を与えている」も、本来言葉にできない体験を伝えようとする精一杯の努力の現れなのかもしれない。その意味では、本書1章幻聴論で言及した、統合失調症当事者の体験表現の特徴であるところの、言葉による成型化の第一段階と共通点があると言える。

そのため例として私は赤信号を渡ることができません。

　「われわれが無機物に外思の共有によって目的を与えている」の直後に続く一文である。なぜこれが「そのため」になるのか。理由はすぐ次に述べられている。

理由は赤信号に体を動かすことを許さない思想＝目的を持たせている連中のためです。

　これが「赤信号を渡ることができない」理由である。ここからは二つの異常が読み取れる。一つは、「赤信号から自分が影響を受けているから渡れない」という体験である。すなわち、自分の意志とは別の外部からの影響によって、彼は赤信号を渡れないのである。もう一つの異常は、赤信号がそのような力を持っているのは、その背後に「目的を持たせている連中」という人間の集団があるという彼の理解である。その結果として、この「理由」は、いかにも妄想を感じさせるものになっている。さらに彼はこの「理由」について説明を加えている。

いらいらしている人の近くにいるといらいらがうつることと同じ理由になります。

　なぜこれが「同じ理由」になるのか不可解であるが、自分の内界が外界からの影響を受けるという点が「同じ」であると読み取ることができる。被影響体験といってもいいし、外界と内界の混乱といってもいいし、さらには起点の逸脱といってもいい（他人のいらいらと自分のいらいらの混同という意味では外界と内界の混乱であるし、いらいらの起点が自分から他者に移行しているという意味では起点の逸脱である）。

　ここでもう一つ見逃せないのは、「いらいらしている人の近くにいるといらいらがうつる」こと自体は、程度の差はあっても、日常で誰にもあり得る体験であるという点である。すなわち、彼の体験は、本来はそれに当たる言葉が存在しないところ、既存の体験、既存の言葉に何とか近似させて表現し、人に伝えようと彼は努力しているのである。これも体験の成型化による表現の一つである。

すなわち、私自身が赤信号であるということに繋がります。

　なぜこれが「すなわち」になるのか。「いらいらしている人の近くにいるといらいらがうつる」の部分は正常範囲の体験であるが、そこから「私自身が赤信号である」に繋がるのは正常からは逸脱している。この逸脱は二つの方向から解釈でき、それぞれの解釈によって別々の精神医学用語を当てることができる。一つは論理の誤謬とする解釈である。すなわち「いらいらしている人の近くにいるといらいらがうつる」と「私自身が赤信号である」を結びつけるのは論理的に誤っていることに着目する。この観点からは、この異常は連合弛緩（思考形式の障害）に分類することができる。

　もう一つは体験の成型化による表現が、結果としてこのような連合弛緩の外観を呈する表現になったという解釈である。彼の原体験は、自分の内界への外界からの侵入で、それは自他の混乱という、これまでの人生になかった体験であったため、適合する言葉が存在しなかった。それでも何とか既存の言葉からそれに近いものを探す努力によって、「いらいらしている人の近くにいるといらいらがうつる」と「私自身が赤信号である」のごくわずかな類似性への着目に

たどりついた。こう解釈すると、連合弛緩は表面的な外観にすぎず、決して彼の思考から論理が失われているわけではないことになる。

血が通った私自身を無機物であると言い切ってしまうすべてが恐怖の対象でしかありませんが、まずは理解してもらうことがスタートであると考えるためここに記している次第であります。

　自他の混乱は健常者には追体験できない体験である。それだけに当事者の語りを先入観なく真摯に聴く必要がある。「恐怖の対象でしかありません」という端的な表現からは、自他の混乱が彼にとって恐怖に満ち溢れた体験であると想像できる。そしてここまでを「妄想でないとわかってもらえそうなこと」としているのは、おそらく、健常者の体験（「いらいらしている人の近くにいるといらいらがうつる」など）と同じなので（「同じ」というのは彼の解釈で、実際は「近似」であるが）、他人にも理解してもらえる余地がかなりあると彼が考えているためであろう。
　彼は次に（2）として、他人には理解できそうにないと彼が考える体験を語っている。（1）とどう違うのか。どう違うことから彼は、（1）は理解されるが（2）は理解されないと考えているのか。

（2）妄想だと思われそうですが、「外思共有」についての説明です。まず、「外思共有」とは何かというと、自分が頭の中で思考するとき、その思想が外部にもれているとき、そのもれた思想が他人に共有されるということです。

　これはまさに思考伝播である。これが彼の体験の原点にある。但し「その思想が外部にもれているとき」という表現からは、彼にとっては、思考伝播それ自体（ここでは思考が外部にもれること自体を指す）はあまり特異な体験ではないと認識されているようである。だからこそ原点と言うこともできよう。彼がここで伝えようとしているのは、思考伝播を前提事実としての、「もれた思想が他人に共有される」ことである。彼の造語「外思共有」がそれを象徴している。そして、それによって生じた深刻な事態を必死に訴えようとしている。

その結果、ネガティブな感情が大多数を占めたり、自らの思想と異なる外思が共有されることにより、思想が犯されることになります。

　冒頭に「日本人を救うため」と述べていた理由がここに明らかになっている。彼は外思共有によって、日本人全員に深刻な影響が浸透していることを憂えているのである。

私は、思想が共有化され犯されていると思い始めてから妄想かもしれないと思っていたのですが、

　外思共有については（思考伝播についてではなく外思共有については）、当初は病識があったことが窺われる。しかし。

あるとき、心の中で全く見ず知らずの人から存在抹消を命じられ、その電車の中の乗客すべてから同様の命令をされるという壮絶な体験をさせられたのです。それによって、思想は共有化され、それを用いてそれに気づいた人を抹消しようとしていることを確信するに至りました（外思共有の確信、及び外思共有犯罪者の存在の確信）。

　後からの異常な体験（「あるとき、心の中で全く見ず知らずの人から存在抹消を命じられ…」という体験）が、先行する異常な発想（外思共有及び外思共有犯罪者の存在）が事実であることを裏づける根拠にされている。このように、ある症状（一つの異常体験）と別の症状（もう一つの異常体験）が互いに強化し合い、雪だるまのように膨らんでいくのは、妄想の確信度が強まり発展していくときによく見られるパターンである。かくして彼は、世の中に大規模な陰謀が動いていると確信している。その背景にあるのは外思共有である。そのまた背景にあるのは思考伝播である。すなわち彼の論理は、思考伝播 → 外思共有 → 大規模な陰謀　という因果の連鎖により成り立っている。このような発展過程は、古来妄想加工と呼ばれている、妄想が発展していき結晶化する様相に一致している。そしてこの発展過程には前述の通り、被影響体験が確信を強化する因子として強く作用している。妄想加工はこのように、症状が症状を強化す

る、言い換えれば異常体験が異常体験の確信を強化するという形で、重層的に進行していくのである。

あらゆる"思想"を切り取って悪用しようとしていること（たとえば、デモなどもそうですね）。また、それに気づいたものへの制裁が確実に行われています。情報を発信することができた私のケースを筆頭に今後とも外思共有犯罪者の断絶を目指してご協力をお願い致します。

　これが彼の文の結びである。病識が完全に欠如した妄想であると言ってしまえばそれは正しい要約であるが、彼としては犯罪集団から被害を受けている当事者として、そしてその被害のメカニズムの全貌を見破った当事者として、人々を犯罪から救うために真摯に、そして何とかしてこの特異な体験を人に理解してもらおうとして語っているのである。その真摯な語りはしかし、結果としては「妄想」と呼ぶ以外にない内容になっている。

　もう一例、類似したメカニズムが読み取れるケースを紹介する。

Case 2004

　休学中の学生（23歳女性）です。社会不安障害を発症し1年休学していましたが、

　このケースは社会不安障害という診断から始まっている。すなわち彼女が最初に自覚し医師に訴えたのは、対人場面における漠然とした不安で、このような症状が、後から振り返ってみれば統合失調症の前駆症状だったというのは臨床的にはしばしばあることはよく知られている。

　心療内科にかかってお薬を処方してもらってだいぶというか凄く楽になりました。

　処方内容は不明で、抗精神病薬かもしれないし、他の薬かもしれない。ただ少なくとも、「受診」「服薬」によって自覚症状が著明に改善したとまでは言える。しかし。

ですが 20 歳ぐらいからずっと続いている「誰かに見られている感じ」が抜けません。

　改善したのは非特異的な症状である不安の強度であって、統合失調症により特異的な症状である「誰かに見られている感じ」はあまり改善していない。しかもその「感じ」は 20 歳頃から始まり継続しているのだという。

一番つらかったときの「電車や道を歩いているときに注目されているような感じ」はもうなくなりましたが、「誰かに監視されている感じ」「盗撮、盗聴されている感じ」あと「インターネット回線に侵入されて閲覧しているページがすべて知られている感じ」それに「私の知り合いみんなが私に関する情報を交換し合い、共有し合っているような感じ」がある程度強い確信を持って私の頭の中に常にこびりついています。

　統合失調症に典型的な体験が語られている。「私の知り合いみんなが私に関する情報を交換し合い、共有し合っているような感じ」もその一つで、先の Case 3543 ではこの体験を「外思共有」と表現していた。もっとも、Case 3543 では共有されるのは「自分の思考」、この Case 2004 では「自分についての情報」であるが、どちらも「他人に知られるはずのない、自分の私的な事項」ないしは「本来は自分の中にあって外部に出ることはないもの」という意味では同じであり、そうした体験が統合失調症では当事者によって様々な形で語られるのが常である。以下、便宜上、この Case 2004 の体験を「私的情報拡散」と呼ぶことにする。

普通に考えてこんなことはあり得ないとわかっています。

　Case 3543（外思共有）と同様、彼女も病識を持っているように見える。しかしその病識は、次の通り溶解していく。

私の「見られている感じ」の判断根拠は、友人や周りの人の言動です。私がその人に言ったことのない私に関するプライベートなことをその人が知っていたりする

のです。

　自分の体験は普通に考えればあり得ない。だが自分にはそのあり得ないことが起こっている。その「証拠」がある。このように、Case 3543（外思共有）と同じ論理で、自分の体験が事実であるという確信に至っている。二つのケースともに、その「証拠」自体もまた統合失調症の症状としての異常体験である。

私は誰に何を言ったか正確に覚えている自信があります。私を監視している相手にも心当たりがあります。でも冷静に考えてそんなことするような人じゃないし、とか思って頭がこんがらがります。私には何か精神に異常があるのではないかという気がしてなりません。

　Case 3543 では「外思共有」の前提として思考伝播があった。それに対しこの Case 2004 の「私的情報拡散」の前提は、現に自分が他人に開示した情報になっている。「私が誰に何を言ったかは正確に覚えている」、すなわち、自分が情報を開示した人物が多くの人にその情報を漏らし、結果として情報が多くの人に拡散し、自分が監視されるに至った。こう彼女は解釈している。しかしその一方でそんなはずはないという気持ちがあり、心の中に葛藤が生まれている。そして実は自分の精神が異常なのではないかとも疑っている。まだある程度の病識が保たれている段階である。

私は私のプライバシーを侵害してくる（と私が勝手に思っている）私の周りのすべての人に対して強い怒りを感じます。

　だがその病識はかなり曖昧である。「私が勝手に思っている」という一方で、「強い怒り」が沸き起こるのを抑えられないでいる。

怒りで気が狂いそうになるときがあります（不安状態が強かったときは恐怖でしたが）。

　しかもその怒りは峻烈である。また、当初は不安・恐怖が前景であったが、

時間の経過とともにそれらが怒りに変化している。

その人達への復讐のために自殺したろかなとさえ思う始末です。

　もし本当に彼女が自殺したら、不可解な自殺ということになったであろう。統合失調症の自殺として「原因不明」は非常に多いものである。また、もし彼女が、周囲への怒りを何らかの形で書き残していれば、原因はいじめであると誤認されたかもしれない。それはともかくとして、ここで自ら自殺に言及していることから、「私的情報拡散」による当事者の苦しみは、死に匹敵するレベルであることが読み取れる。

私はこんなバカな理由のために死にたくありません。でも本当に心の休まるヒマがなく、自分の部屋にいても誰かに見られていることを前提に行動したりしてしまいます。

　自分の体験が異常であるという認識がある一方で、しかし自分は確かにその体験をしているという強い実感があることが、実際の行動から見て取れる。
　Case 2004 の語りはここまでである。Case 3543（外思共有）では、日本人全員に対する大規模な陰謀の進行と、その阻止への協力が希求されていたが、この Case 2004 は当事者本人が受けている被害の訴えにとどまっている。その一方で、それらの訴えの根拠である Case 3543 の「外思共有」、Case 2004 の「私的情報拡散」には、「本来は自分の内部にあって外部に出ることはないもの」が外界に拡散していく体験であるという点で本質的な共通点がある。だが結果として語られているものは、その内容もトーンもかなり異なっている。その理由は二人の元々の性格の違いかもしれない。二人が置かれている環境の違いかもしれない。病気としての重さという量的な違いかもしれない。思考障害の関与という質的な違いかもしれない。これは妄想という現象の本質追究にかかわる重要なテーマの一つであるが、現状では性急な推定に走らず、問いとして残しておくことが適切な姿勢であろう。
　このように症状の発展過程を細かく見てくると、出発点では思考伝播という一般的な精神医学用語に要約することが可能な非個人的な体験であったものが、

当事者の個人的考えによる修飾が加わって徐々に発展し、発展すればするほど個人に特有の色彩が濃くなっていくことが見て取れる。それはあたかも、最初はごくわずかな角度の違いであったベクトルのずれが、どんどん大きくなっていくような様相である。そうであるとすれば、個人的な内容に分化する前の段階に、統合失調症という疾患の生物学的本質を見出すことができるはずである。この観点から古来注目されてきた症状が妄想知覚である。

◆妄想知覚

　妄想知覚とは、たとえば、「犬が前足を上げたのは、神の啓示を意味している」と確信する症状である。このとき、「犬が前足を上げた」というのは、外界についての正しい「知覚」である。しかしその知覚に「神の啓示」と「意味づけ」をするのは異常で、妄想である。このように妄想知覚という症状は 2 段階からなる。シュナイダー 1958: 96 がこれを「妄想知覚の 2 分節性」と呼んだことはよく知られている。彼の妄想知覚論は次のように要約できる。

　　　──第 1 分節が知覚。これは正常。
　　　──第 2 分節がその知覚への意味づけ。多くは自分に関係した意味づけ。

　ここで、知覚への意味づけの中で、いわゆる勘ぐりとして健常者にも見られる体験や、象徴的なものとして認められているもの、たとえば黒猫を見たときの不吉という発想、四つ葉のクローバーを見たときの幸運という発想などは妄想知覚からは除外されている。第 1 分節と第 2 分節の関係は了解不能でなければならないのである。

　シュナイダーの妄想知覚論は透徹し明快であるが、次の二つの大きな問題があることが指摘されている。一つは、第 1 分節と第 2 分節の関係が了解できる範囲か否かは曖昧で、その判定は人によって異なることである。もう一つは、第 1 分節である知覚の段階に異常がないとは証明し難いことである。それぞれを (1) (2) として、以下に具体的に述べる。

(1) 了解不能か？

　統合失調症の妻の言動についての、夫からの報告を示す。

Case 4047

　トマトを食べたあと、あなたが捨てたヘタが、私を嫌っていることを表現していた。

　第1分節は、捨てられたトマトのヘタ。第2分節は、自分に対する悪意。この二つを結びつけるのは了解不能で、シュナイダーの言う厳密な意味での妄想知覚に当たる。
　また、次のケースのように非常に多くの知覚の中に意味を見出す場合もある。これも了解不能である。

Case 4066

　他人が話している言葉はもちろん、看板、通っている車、他人の服の模様、犬や鴉のしぐさにまで、何か自分を誹謗する意味があると思っていた。

　では次の例はどうか。

Case 2526

　笑い声や視線が自分に対してのものではないかと不安になる。

　「笑い声」「視線」は、外界に実際に存在する事象についての知覚であるから、第1分節に当たる。ではそれらを「自分に対してのもの」と感知する第2分節は、第1分節から了解できるか。
　できると考えることも可能である。人が笑っていればもしかすると自分が笑われているのではないかと考えるのは、健常者の勘ぐりというレベルでも十分にありうる。そして人が自分に視線を向けていれば、それは自分に対してのものであると考えるのはむしろ自然で、その人が自分に対して何らかの意図を持っていると考えるのは決して異常ではない。

　上の Case 2526 は「自分に対してのものではないかと不安になる」という漠然とした体験であるので、これだけでは「意味づけ」というほどではないのではないかという批判も十分にありうるが、もっと具体的な意味を感知する例も多々ある。次の Case 2167 と Case 1805 は、幻視論でも紹介したケースである。どちらも視覚領域の体験であることに着目すれば幻視系の症状ということになるが、知覚（ここでは視覚）が正常であるという点に着目すれば、妄想知覚ということになる。

Case 2167

　外出中は　・みんなが私を訝しげな目で見ている　・みんなが変なものを見るような目で見ている　・他人の会話がすべて私の悪口（馬鹿にしている感じ）に聞こえる（特に中高生の会話）　・電車で向かいの座席に座っている人がケータイをいじっているのを見ると、写真、映像を撮られてる気がする。

　これは Case 2526 と比較すると、単なる不安からは一段階進んだ体験になっている。

　Case 1805 ではより具体的な意味が感知されている。

Case 1805

　家の近くに車が停まっていると、私のことを監視して調査をしていると思います。

　第1分節は停まっている車。第2分節は自分についての監視。フーバーとグロスが「自動車妄想知覚」と呼んでいる体験である[4]。

Case 3173

　携帯を操作している人を見て「写真を撮られた」と考えてしまいました。

　携帯電話を操作している人を見て「写真を撮られた」「自分のことを発信している」などと考えるのは、現代ではかなりよく見られる症状で、「自動車妄想知覚」にならって「携帯妄想知覚」と呼んでもいいかもしれない。

　妄想知覚の第1分節の知覚は、視覚であることが多いがもちろん聴覚である場合もある。すると幻聴系で紹介したケースの中にも、妄想知覚に含めうるものがある。

Case 2288

　人がたくさんいる所へ行き、笑い声などが聞こえると悪口を言われてる気がしてなりません。

Case 3812

　電車の中でヒソヒソ声が自分への悪口に聞こえたり、

Case 2928

　部屋にいると家族の話し声が悪口に聞こえて仕方ありません。

　このように挙げていくと、幻聴系の体験の中で、妄想知覚に含めうる例は枚挙にいとまがない。幻視系についても同様で、むしろ幻聴系とか幻視系などとは呼ばず、妄想知覚と呼ぶほうが普通かもしれない。
　ただ妄想知覚に含める場合は、前述の通り、第1分節である知覚と、第2分節である意味づけの関連が了解不能でなければならないが、視線や笑い声については了解可能と考える余地が相当にあり、微妙である。了解可能であれば、関係念慮という用語を当てられることになろう。

Case 2025

　電車の中でも他人の貧乏ゆすりやさりげない動き、足を組むといった行動が目に入ると、自分へのあてつけや、自分のせいじゃないかと思ってしまうようになりました。

　本書第2章幻視論に幻視系として紹介したケースである。関係念慮や関係妄想と呼ぶこともできる。
　さらに考えなければならないのは、普通ならとても了解できないが、そのときの本人の心理状態を考慮に入れれば了解できるというケースである。たとえ

JCOPY 498-22928

ば、現に犯罪を犯して逃亡中の人間が、自分に視線を向けている男を警官かもしれないと考えることは十分に了解できるであろう。したがって、ある単独の体験を切り出して検討しても、了解可能か了解不能かは判定できないことになる。たとえば、車が停まっていると自分を監視しているのではないかと不安になっている先の Case 1805 には、次のような背景がある。

Case 1805

　お向かいの一家が「あの人は危険だから」と言って、小学生の子供達も私を見ると逃げるように家の中に入ります。「馬鹿、あほ」とお向かいの子供たちが言っていると、私に言っていると思い、いらいらしてしまいます。家の近くに車が停まっていると、私のことを監視して調査をしていると思います。

　彼女は近所に対する被害妄想を持っている。この被害妄想を前提とすれば、車が自分を監視・調査しているというのも了解できるという方向に傾く。もちろんそれでも、近所からの疎外という日常的に十分ありうる出来事と、車を動員した調査の間には飛躍があり了解できないという考え方もあろう。だが、何の背景もなく監視・調査されていると思うことと、近所からの疎外という背景があってそう思うこととは、かなりニュアンスが違うことは確かである。

　類似したこのケースではどうか。

Case 1835

　私達の家はマンションの二階なのですが、すぐ下の部屋の一階は庭がありまして、そこの方はガーデニングが趣味のようでたくさん植物を植えていました。母は、誰かがその植物などの中に監視カメラを仕掛けてうちの家族を逐一見ているというのです。それだけでなく母は、家に侵入者がちょくちょく入っていると言って、いちいち窓などに内側からガムテープなどを使って頑丈に施錠しています。それでも入ってきていると信じているようで、母はここ数年家を出たことがありません。ビデオテープや写真でマンションの外に停めてある車や通行人を撮影しては「見張っている証拠だ」と言っています。

　実際に停まっている車が自分を監視しているという点では Case 1805 と同じ、

背景に被害妄想があるのも同じである。違いは、Case 1805 では近所からの疎外にとどまっていたのに対し、この Case 1835 では家に侵入されているという妄想が加わっていることである。この妄想を前提とすれば、車による監視も了解できるか、少なくともより了解できるという方向に傾くであろう。たとえば、侵入するチャンスを窺うために監視されているとすれば、理屈は通っている。

　このように、第1分節と第2分節の関係の判定は単純ではない。整理してみよう。次のようなパターンがありうる。

A. 第1分節と第2分節の関係は了解不能
　　・犬が前足を上げたのは（第1分節）、神の啓示を意味している（第2分節）。
　　・捨てられたトマトのヘタは（第1分節）、自分が嫌われていることを意味している（第2分節）。
B. 第1分節と第2分節の関係は了解可能
　　これには二つの場合がある。
　B1. 個人的背景を考慮に入れれば了解可能
　　　・警察に追われている人物が、自分に視線を向けている男は（第1分節）、警察官に違いないと考える（第2分節）。
　　　・他にも被害妄想を持っている人物が、家の前に車が停まっているのを見て（第1分節）、その車は自分を監視・調査していると考える（第2分節）
　B2. 個人的背景を考慮に入れなくても了解可能
　　　・黒猫が目の前を通ったのを見て（第1分節）、不吉なことが起こると考える（第2分節）。
　　　・四つ葉のクローバーを見つけて（第1分節）、幸運なことが起こると考える（第2分節）。

　以上のうち、どれを妄想知覚と呼ぶのが正当か。これが妄想知覚をめぐる第一の問題で、了解できるか否かの判定には解釈が入る以上、解決不能の問題であると言わざるを得ない。

(2) 知覚は正常か？

第二の問題は、第1分節の知覚が正常と言えるかという問題である[5]。たとえば次のようなケースはよくある。

Case 2167

　•みんなが私を訝しげな目で見ている　•みんなが変なものを見るような目で見ている

これは知覚そのものに異常があったのか。それとも知覚そのものは正常で、妄想気分的背景が、他者の目を「訝しげ」とか「変なものを見るような目」と感じさせたのか。どちらも考えられる。

Case 2779

笑い声などが聞こえたトイレの窓から外の様子を見たら中腰で逃げて行くサークルの人が見えた。

幻視論で紹介したケースである。この体験において、もし立ち去る人など実在しなかったのであれば幻視ということになるが、実際に立ち去る人がいたのを見て、自分を嫌うなどの理由で立ち去ったと意味づけていれば、妄想知覚ということになる。ではその場合、立ち去る様子の見え方（知覚）は正常だったのか。もしその様子がいかにも逃げて行くように見えたのであれば、知覚に変容があったということになろう。この Case 2779 はどちらであったか微妙だが、次のケースは知覚に変容ありとする判断に傾く。

Case 2003

タクシーが、歩道を歩いている私を邪魔に思ってわざとスピードを出して、私に向かって走ってきて通り過ぎていくような気がしています。

当事者の身になって追体験してみると、スピードを出して自分にタクシーが迫ってくるという恐怖が感じ取れる。しかし実際にタクシー運転士がそのよう

な運転をするはずがないから、タクシーについての彼女の知覚は正常とは言え
まい。

　このように見てくると、次のようなごくありふれた例にも同様の問題がある
ことに気づく。

Case 2423

　歩いているとみんな私のことを見て「こいつは気持ち悪い」「死ね」とか言って
笑うのです。電車の中でも目線がみんなこっちを向いていてヒソヒソ話していま
す。

　このケースは1章幻聴論でも2章幻視論でも取り上げたので、これで3回目
になる。聴覚領域の体験については幻聴系に、視覚領域の体験については幻視
系に分類できるとするのが1章・2章の立場であったが、知覚（聴覚や視覚）に
自分への意味づけをしているという観点からは妄想知覚に分類できる。ではこ
のとき、知覚（聴覚や視覚）は正常なのか、それとも変容しているのか、とい
うのがいま論じているテーマだが、同時に、幻聴系・幻視系・妄想知覚が区別
し難い症状であることにも注目すべきであろう。すると、実は同じ症状に別の
名前がつけられているだけなのか。あるいは、症候群として併存していると解
釈すべきなのか。次のケースはどうか。

Case 1291

　しばらく前から、周りの男子に馬鹿にされているような気がし始めました。内
容は歩き方が変だとか、行動がおかしいというものです。廊下ですれ違ったとき
にこちらを見て笑っていたり、「キモい」などと言われ、周囲で話している男子は
みんな私の悪口を言っているような気がしました。

　「キモい」という具体的な文言が聞こえているので、これは幻聴である。だが
それと同時に、あるいはその前段階として、「馬鹿にされているような気がし始
めた」という、明確な幻覚には至らない幻聴系・幻視系の症状があり、また、
「廊下ですれ違ったときにこちらを見て笑っていた」は、単なる笑いを自分に関
係あるものであると意味づけたのであれば妄想知覚である。わずか数行の語り

の中に、妄想知覚から幻聴までの体験が凝縮されている。

　妄想知覚をめぐる二つの問い、すなわち、第1分節と第2分節の関係が了解不能か否か、また、第1分節である知覚が正常か否かは、精神医学の歴史において激しく議論されてきた問題であるが、結論には至っていない。問題の本質からいって、結論には至り得ないとするのが正しいであろう。了解不能か否かは専ら診察者の主観にかかっているし、知覚が正常か否かは当事者の主観にかかっている。いずれも自然科学的には正解に達し得ない問題である。

　このうち、了解不能性については、犬と神の啓示の例のように、了解不能であると確定的に言える場合があることもまた事実である。シュナイダーがそうした確定的なもののみを妄想知覚と呼び、一級症状という特別な地位を与えたのはおそらく、了解不能かどうか確定できない場合があることを十分認識したうえで、偽陽性の可能性を排除しようとしたのであろう。すなわち、妄想知覚を統合失調症であることのかなり確定的な指標とするためには、第1分節と第2分節の関係が了解不能のものに限定することが必要で、了解不能とは言い切れないものを含めてしまうと大量の偽陽性が発生する（統合失調症でないものを誤って統合失調症と診断してしまう）ことを忌避するというシュナイダーの透徹した診断姿勢の反映と見ることができる。但し実臨床のケースに目を向けると、併存する症状との関係をどう考えるかという問題がある。たとえば先のCase 4047（トマトのヘタ）は、それを単独で取り出してみれば了解不能であるが、実際にはこのケースでは次のように他の確信が併存している。統合失調症の妻の言動についての、夫からの報告である。

Case 4047

① あなたは、よいことをしゃべる場合には右に力を入れ、私のほうを見ると左に力を入れ、そうやって私を嫌いということを表現している。

② テレビで綺麗な女が出ると右に力を入れている。

③ ごみを捨てるときに限って私のほうを見て、私を捨てるということを表現している。

④ 私の頭を見て、私が臭いということを表現している。

⑤ 「××が大きい」（××はたとえば山とかそのとき話題になっていた妻以外の何か）、と言いながら私のほうを見た。どうせ私の顔は大きいけど、そこまで表現しなくてもいいではないか。

⑥ あなたは、私の後に近づくときには息を吐き、離れると息を吸う。私が臭いのをそこまでして表現するのはまともではない。

⑦ トマトを食べたとき、ヘタの捨て方が私を嫌っていることを表現していた。

⑧ 地図を見るときに、私がすぐ隣にいるのに、そんなにバサッ、バサッと風を立てなくてもいいではないか。私が臭いのを嫌っているのをそこまでして表現するのは異常だ。

この中には、⑦（トマトのヘタ）のように、シュナイダーの言う厳密な意味での妄想知覚もあるが、その他については健常人の勘ぐりや自意識過剰の範囲内と取れるものから、幻視に近いものと取れるものまでが混在している。さらには⑦（トマトのヘタ）についても、他の異常体験がこれだけ背景として存在すれば、色々なことに過敏になるのは無理もないことであり、「ヘタを捨てる」という行為（捨て方の仕草も含め）を自分へのあてつけであると曲解するのも了解可能だとする考え方もあろう。すると①から⑧までに共通しているのは、視覚領域の体験を自分への悪意あるメッセージであると感知しているということのみであり、2章の「幻視系」というまとめ方が適切であるとする方向に傾くことになる。

本章の前半で述べた通り、妄想を定義することはきわめて難しい。その大きな理由は、妄想を定義しようとするとき、それが訂正不能であるとか、誤っているなど、「内容」についての議論に迷い込むからである。内容の議論によって妄想を定義しようとすれば、必然的に内容を評価しなければならず、すると評価者によって意見が異なることが避けられない。それに対してシュナイダーの妄想知覚の概念は、「内容」ではなく、2分節性という「構造」に着目した画期的なもので、内容の評価という次元から解放されて妄想を定義できる可能性が期待できるものであった。しかるに実臨床に目を向けると、シュナイダーの概念に厳密に適合する妄想知覚は確かに存在はするものの、上で指摘した、(1) 了解不能か? (2) 知覚は正常か? という問題が、妄想知覚とされる多くの体験において解決困難であると言わざるを得ない。

　そもそも本章で妄想知覚に着目したのは、妄想という症状の初期の段階に、統合失調症という疾患の生物学的本質を見出さんとする試みとしてであった。この観点からは、できる限り初期まで遡ることが望ましい。妄想知覚も、さらにその前段階まで遡ることができる。妄想知覚は全く健常な状態から突然に現れることはまずなく、一種不気味な、あるいは奇妙に高揚した気分から生まれるものであり、それは妄想気分と呼ばれている。

◆妄想気分

　統合失調症発症の前駆状態の体験がどのようなものであるかについては不明な点が多い。この時期に医療機関を受診するのは稀であることが理由の一つ。仮に受診しても、最初期の症状は非常に漠然・混沌としていて本人も言葉で表現しようがなく、あえて言葉にすれば不安・恐怖・うつなどとしか言いようがないことがもう一つの理由である。妄想知覚はそうした混沌の中から最初に生まれてくる統合失調症に特異的な症状の代表であり、その混沌は妄想知覚の準備野とか妄想気分と呼ばれてきた。この段階から妄想が発展していく様子がかなり綿密に語られた貴重なケースを示す。

Case 3477

　20代女性です。なんだか最近、不安なのです。その不安はたとえば地球の破滅が徐々に迫りつつあるような漠然とした、しかし逃げ場のない大きな不安で、

　漠然とした強い不安の訴えから始まっている。「逃げ場のない大きな不安」という表現からは、その不安は単に強いというだけでなく、追い詰められてどうしようもない絶望感に近いことも窺われる。それを彼女は、「地球の破滅が徐々に迫りつつあるような」という比喩で表現している。「漠然とした不安」というだけだと、あらゆる病態においても、さらには正常範囲内においても生じうるものなので非特異的な症状としか言いようがないが、地球の破滅が徐々に迫りつつあるとなればそれは本人と本人を取り巻くすべての存在が消滅するという最大級の不安である。このような不安体験が統合失調症の初期や前駆期に生じうることはよく知られており、「世界没落体験」などと呼ばれてきた。このケー

スの強い不安はそれにかなり一致したものである⁶⁾。

たとえば小さい頃にドラえもんで読んだハレー彗星を思い出します。

「世界没落体験」は文献的には宗教的な色彩を帯びたものが多く、しかし我が国ではそれは相対的に少ないとされてきた。その理由はおそらく、国による宗教の浸透度の違いによるのであろう。それはすなわち、「漠然とした強い不安」までは純粋に生物学的な症状だが、その不安についての解釈ないし表現には、文化や時代、さらには個人の人生経験が色濃く影響することを意味している。このケースではドラえもんの一物語（1985 年の「ハリーのしっぽ」と思われる）と結びつけられている。彼女は幼少期にこの作品を読んで、強い恐怖・不安を惹起されたという経験を持っているのであろう。
　そしてハレー彗星に対する恐怖・不安は次のようにさらに発展していく。

ハレー彗星が地球にやってくると、そのハレー彗星には猛毒のガスが含まれていて、地球上の生き物すべてを殺してしまうらしいのですが、そのハレー彗星がやってくるのではないか、という気持ちになるような不安なのです。

　ハレー彗星が強い不安と結びつけられている。ここで重要なのは時間的関係で、強い不安が先、ハレー彗星が後という順序である。すなわち、まず言葉にし難い漠然とした不安が発生した。これは統合失調症という脳疾患の直接的な症状である。そしてその不安を言葉にするという成型の段階になって、ハレー彗星という個人的な経験に具体的に結びつけられたのである。つまりハレー彗星は、いわば二次的な発生物である。

　今は調子がいいのでこんなことはあり得ない、とわかるのですが、

　その結びつきは、自覚的には、自分の「調子」によって確信度が動揺している。

調子が悪いと、「あり得ないと言っても」という気持ちになってハレー彗星を不安に思う気持ちが強くなって、現に今こうして文章を書いていても自分の文章に影響されてハレー彗星が来るという不安が深まっていきます。そして私がそのようにして不安に陥ってほとんど狂いそうになって、それを態度に表さないためには多大な努力を要しているのに、私以外の学校の友人や通行人がいかにも気楽そうに笑っていると、私以外の人達はハレー彗星を怖がっていないんだとわかります。

二次的な発生物であったはずのハレー彗星を軸に、不安が拡大していっている。漠然とした不安をハレー彗星に結びつけるところまでは、本人の内部だけの、いわば閉じた思考であったが、ここに来て「私以外の人達」というように、それが外部の人々についての思いに発展している。もしここで、「私以外の人達はハレー彗星を怖がっていない」という認識から、「そうか、ハレー彗星のことは私の杞憂にすぎないんだ」という結論が導かれれば、安心が得られ、また、外界の事実を見ることで正常な思考に引き戻されていると言えるが、そうではなく次のように全く逆方向に展開している。

でもそれはハレー彗星を耐えた人達の子孫だからではないでしょうか。

健常者であれば、一時の気の迷いを訂正する根拠になるはずの外界の事実から、逆に妄想が発展している。しかも、壮大で奇妙な妄想に発展しつつあるという雰囲気である。また、この発展の仕方は、視点を変えれば、外界の事実よりも自分の内界で体験されている思考のほうに信頼を置いているということができる。

ドラえもんでは、実際のところハレー彗星は全然猛毒のガスなんて地球にもたらさなかったとしているのですが、しかしハレー彗星を耐えられた人もいるだろうし、もとからハレー彗星に縁のある生き物は当然ハレー彗星の毒ガスなど平気ですよね。

「他の人が自分と違ってハレー彗星を怖がっていないのは、ハレー彗星を耐えた人達の子孫だからではないか」という発想から、このように妄想が益々発

展している。

しかし私がこんなにハレー彗星が怖いのは、私が純粋な地球人で、過去にハレー彗星で苦しい思いをした、という記憶が遺伝子に刻まれて、そしてそれが遺伝して私に伝わって、ハレー彗星の再来を予感しているからではないでしょうか。

　他の人は怖がっていないのに自分だけが怖がっている理由を自分なりに考えるという形で、さらに妄想を発展させている。

　ハレー彗星を耐えられない人がハレー彗星を耐えられる人と交わってできた子供も、ハレー彗星を耐えられないのではないでしょうか。

　妄想の発展はとどまらない。

そうだとするとハレー彗星を耐えられる人は、ハレー彗星を耐えられない人を殺そうとすると思います。自分の子供がハレー彗星で死んだら困るからです。

　そしてついに、自分が他人から殺されるという被害妄想が生まれている。この部分だけを切り取ってみれば、「私は殺される」という高頻度に見られる被害妄想の平凡な一例に見えるかもしれない。

だから、ハレー彗星のことを考え始めるとみんなが怖くなってしまうときもあって、そんなときは電話で彼氏に呼ばれたふりをしてその場を離れてしまうのですが、離席したことによって私がハレー彗星に耐えられないと露見するのはあり得ることで、さらに不安になって止まっていられないです。

　彼女がハレー彗星を恐れていることを人は知る由もないから、周囲からは、不可解なタイミングで席を立ってしまうということしかわからず、どこか変だという印象を持たれるだけであろう。また、「みんなが怖くなってしまう」という感情が表情や態度に出れば、挙動不審に見られるであろう。

時には人にぶつかってしまったりしますが、思い切り舌打ちされるときがあります。そういうことがあった日は、恥ずかしくって帰って泣いてしまいます。

　あるいは彼女は本当につい人にぶつかってしまい、強く舌打ちされたことがあったのかもしれない。しかしあるいは、その体験自体が幻視系や幻聴系の異常体験であったのかもしれない。「そういうことがあった日は」という記載からは、同様のことが複数回あったことが読み取れ、すると「人にぶつかって思い切り舌打ちされた」というのは事実とは異なる異常体験であった可能性が高い。

不安になる度にハレー彗星のことを考えてしまうのですが、一方で調子がよくてハレー彗星のことを考えないときは、私はおかしいな、という気持ちになって、もしかしたら統合失調症かもしれないとも思うのです。症状が当てはまっているような気がします。しかし、普通の人が統合失調症という病気を知ったから、誰にでもあるちょっとした不安を大げさに捉えてこういうこと考えるのかな、とも思います。

　彼女は統合失調症についての知識をある程度持っており、ハレー彗星の件は統合失調症の症状ではないかと疑うところまでの病識はある。だがその病識は動揺している。本人の中ではその動揺は、自分の「調子」によると認識されている。

医者にかかったほうがいいかな、と思います。しかし医者にかかれば薬が出てくると思うのですが、その医者が私を殺そうとする危険があると思うと薬を受け取りたくもないのです。

　病識がある程度あるものの、このように、妄想によって受診が阻まれている。医者に毒殺されることを心配している。

薬を受け取ってしまったら、薬の中に飲んだか飲まないか見分ける機械が入っていて、飲まなかったらそのことをみんなに知らせてしまうような気がするのです（最近の機械は小型化が進んでいるので）。

　薬が毒であるというのは比較的よくある妄想であるが、ここではさらに、薬の中に機械が入っているという形にまで発展している。そしてその発展は、「最近の機械は小型化が進んでいる」という時代背景に影響を受けたものとなっている（ちなみに、現代においては現にそのような機械が存在するので、本章で先に述べた通り、「誤った」を妄想の定義にするのは不適切である）。

不安じゃないときにも漠然と上のようなことを考えてしまって医者にはかかれていませんが、統合失調症だとしたら、多少不安でも当然医者にはかかったほうがいいと思います。

　もう少しで受診できそうだが、まさにその瀬戸際にあると見ることができる。

　私は医者にかかったほうがいいでしょうか。それともこの程度の不安はみんな感じていて、素人の私が調べすぎたからわざと大げさに考えているのでしょうか。気分転換に水泳をやるべきでしょうか。

　自分は大げさに考えすぎているのかもしれない。そう振り返ること自体は正しい認識の範囲内であり、もし自力でハレー彗星をめぐる不安を払拭できるのであればそのほうがいいという発想も合理的であるし、そのためには気分転換をしようと考えるのも自然である。気分転換の方法として水泳を選択するのも別段特異なことではない。しかし。

水泳ならば毒ガスが来ているときにも水中で毒ガスをやりすごせるだろうし不安も消えて一石二鳥だと思うので、最近は水泳のことばかり考えていますが、これも合理的なのか統合失調症的な発想なのか自分では判然としません。

　彼女が水泳を選択したのは妄想に基づく発想であった。そして今度はその水泳へのこだわりが生まれている。本人はそれを合理的と考えたり、病的と考えたりして、考えが定まらない。

　長くなってしまってすみません、最近好調不調の入れ替わりが激しくって混乱して自分の言っていることや考えていることが正しいかわからないので、助けて欲しいです。

　病識がこのように動揺している時期に、いかにして治療や早期介入を促すかは精神医療の重要なテーマであるが、本書は症状論の本で、本章のテーマは妄想論であるから、それは別の機会に論ずることとしたい。当事者によるこのような語りからは、妄想が発展していく様子を順を追って読み取ることができる。それはあたかも、最初はキャンバスにシンプルに描かれたスケッチに、次々に色が塗り重ねられて、奇妙かつ複雑な絵ができていく過程を見ているようである。この貴重な当事者の語りを、妄想の発生過程という観点から再記述してみる。

◆妄想完成への３段階

　Case 3477（ハレー彗星）の妄想の進行は、以下に示す通り、「何か」「これか」「そうか」の３段階に分けることができる[7]。漠然とした無定形の不安のみの段階が「何か」、その中からある特定のテーマが姿を現すのが「これか」、そしてそのテーマを出発点として、正常心理と異常心理が錯綜しつつ妄想が発展していく段階が「そうか」である。

1.「何か」の段階

　スケッチの最初の段階では、そこに何が描かれようとしているかは判別できない。Case 3477 の第一声がその段階である。

Case 3477

　なんだか最近、不安なのです。その不安はたとえば地球の破滅が徐々に迫りつつあるような漠然とした、しかし逃げ場のない大きな不安で、

　彼女の妄想の萌芽であるこの段階、無定形の漠然とした不安が渦巻き、しか

しその不安の対象を本人も特定できず当惑している段階を、「何か」の段階と呼ぶことにする。妄想気分はこの時期の主観的体験を表す用語の一つである。

　この不気味な体験を、当事者は様々な言語表現で訴える。別のケースではこのように語っている。

Case 2530

　1年くらい前から世界が変わってしまいました。自殺未遂もあり、何回か入院したりしているのですが今は家にいます。入院中は以前いた世界に近かったのですが、だんだんと世界が歪んできて何かが狂ってきているんです。

　「何か」が狂っている、世界がこれまでとは違ったものになってしまっているというこの訴えは、「何か」の段階のイメージにふさわしいものである。

　この「何か」の段階には、妄想気分のほかに、汎神経症と呼ばれる非特異的な症状や、漠然とした不安抑うつ状態などが見られるが、リアルタイムの実臨床では、それをもって統合失調症の発症の可能性を考えるのはかなり難しい。キャンバスに「何か」が描かれつつあるとまでしか言えないことがほとんどである。

2. 「これか」の段階

　キャンバスから形が現れる段階である。

Case 3477

　たとえば小さい頃にドラえもんで読んだハレー彗星を思い出します。

　Case 3477 ではこのように、現れた形はハレー彗星であった。「何か」という無定形の不安という混沌の中から、このように具体的な発想が生まれた時点で初めて、これは統合失調症に特異的な異常が進行しつつあるとかなりの確度を持って言うことができる。Case 3477 でハレー彗星という発想が生まれたのは妄想着想に当たる症状だが、この「何か」から「これか」の過程には、妄想知覚の発生との類似点を見出すことができる。妄想知覚の第1分節は知覚である

のに対し、ここでは漠然とした不安である点は異なるが、知覚も不安も、健常者の体験として普通ないしは十分にありうるものである点は共通している。さらには逆に、それが普通でないと見る余地があることもまた共通している。すなわち、知覚といってもその知覚自体に健常者のそれとは異質のものがあるという可能性があり、不安といってもその不安自体に健常者のそれとは異質のものがあるという可能性がある。そして妄想知覚の第2分節である知覚への異常な意味づけは、Case 3477 での不安への異常な意味づけである「これか」の段階と共通している。

　Case 3477 が「ハレー彗星」と意味づけしたのは、彼女が過去に読んだ作品に由来していることは疑う余地がなく、すなわちこの意味づけには彼女個人の色がついている。妄想知覚の第1分節と第2分節の関係が了解できるか否かはほとんど回答不能の問いであることは先に述べた通りであるが、ではこのCase 3477 で、「不安」を「ハレー彗星」と意味づけたのは了解できると言うべきか、できないと言うべきか。彼女の過去の経験にあるものの中から選択されたという意味では了解できるが、他方、その意味づけに拘泥し、さらにそこから次々に考えを発展させていっているという側面は、統合失調症という病気の影響を前提にしなければ了解できない。妄想知覚についても、意味づけ自体の了解可能性の可否を追求するのは不毛であって、そこからの経過や発展に着目することが、病気の症状として捉えられるか否かという観点からは重要なのかもしれない。この立場に基づけば、妄想における本質的な事態とは「何か」から「そうか」が生まれる段階にあるのであって、これは本書2章の終盤（77 ページ）で論じた、言葉になる前の漠然としたメッセージ（＝「何か」に相当）から、幻聴系や幻視系の体験（＝「そうか」に相当）が生まれるという事態に重ねることができ、統合失調症の発症過程にかなり特異的な現象である。たとえば先の Case 2530 は、「だんだんと世界が歪んできて何かが狂ってきている」という「何か」の体験に続けてこう述べている。

Case 2530

　私はよく食費のことなどで両親に怒鳴られます。人前で怒鳴られるときは辛い気持ちになります。両親は、いつも私の悪口を言っています。だから音楽プレイヤーで耳を塞がないと息が苦しくなっていることができません。2人ともが私を家

から追い出そうとしています。

　両親からの悪口が幻聴なのか事実なのか不明だが、人前で怒鳴られたことがあるのは事実だとしても、いつも悪口を言っているというのは幻聴であろう。次の記載もそれを支持する。

学校にはずっと行っていません。学校に近づくと息が苦しくなります。最近、悪口に耐え切れなくなって「うるさい！ いい加減にしてよ！」とドアを開けて言いに行ったのですが、そこには誰もいませんでした。

　明らかに幻聴である。

そしてそういうことが何回もあり、何かおかしいと思ってきました。最近、小児科の病院から精神科の病院へ転院したのですが、でもやはり"みんながグルになって私を潰そうとしている"という気がして全然相談できません。

　周囲の人々全体ないしは多くの人々に対する被害妄想が生まれている。先のCase 3477（ハレー彗星）でもこのような形で妄想が発展し、医療に助けを求める行動が妄想自体によって阻害されていた（ハレー彗星では受診行動そのものが阻害されていた。このケースでは受診したものの医療者への不信で相談できていない）。

夜は眠れないし、最近は何もする気が起きません。小さな物音に反応してしまうし、いつも不安やイライラがあります。前いた世界では、こんなことなかったんです。どうやったら前いた世界に戻れるのでしょうか？

　世界が変わってしまったという不気味な恐怖感がベースにあり、そこから幻聴や被害妄想が立ち現れてきたという経過であるという構造は、「何か」からの発展という意味で、Case 3477（ハレー彗星）と共通している。

　次のCase 2069の女性は絶えず誰かの視線を感じており、その「誰か」をは

JCOPY 498-22928

っきりさせたいと希求している。「何か」と「これか」の中間段階とでも言うべきものである。すなわち彼女の恐れる「何か」は自分を監視している「誰か」であるというところまでは具体化しているが、それが誰であるか特定できていない。

Case 2069

3年前に自宅の大きな窓を割って入ってきた空き巣の被害に遭いました。犯人はその後つかまったのですが、私達が帰宅するまでの間は、割れた窓から人が自由に出入りできる状態だったわけですよね。だから、その間に誰かに盗聴器やカメラを設置されているような気がして気持ち悪く思っていました。

彼女の発症にはこのようなきっかけがあった。内因性の精神病の発症に先行する出来事が、単なるきっかけなのか原因なのかについては、本書のテーマからは外れるのでここで詳しく論じることはしない。このケースではきっかけと呼ぶことにする。少なくとも本人はそれが先行する出来事であると認識している。その認識が正しいかどうかはともかく、妄想の内容を強化する因子として、空き巣に入られたというエピソードがあるとまでは言える。妄想の内容そのものは盗聴器やカメラが仕掛けられているという、ごくありふれたものである。

最初こそ少しだけ嫌な気持ちでしたが、日を追うごとにその恐怖は増していきました。勝手口の外に入れてあるロック式のポリバケツが夜中にがたがた音を立てていて、そっと外に出ると蓋が開けられ転倒していることがありました。母は動物の仕業と言います。私は納得できるときとできないときがあるのです。確かに動物かも、と思えるときもあれば、気持ちが不安定で、完全に他人にごみを荒らされている。と感じるときもあるのです。

目に見えない敵からの恐怖に怯えている。つまり「誰か」に対する恐怖であり、「何か」と「これか」の中間段階ないしは混合段階と見ることができる。

盗聴器が恐怖で、家でほとんど会話もできなくなりました。ブレーカーを落としてドライバーでコンセントの蓋を開けて盗聴器をチェックしたりもしました。な

かったです。でも、別のものにある可能性もありますし…母にはとても怒られました。自分でも気にしすぎていると感じるときもあります。でも恐怖がそれに勝つときは、自分の行動が抑制できません。

　Case 3477（ハレー彗星）のように、そして多くの統合失調症と同じように、確信度は動揺している。

隣人の目も怖いです。カーテンの隙間も怖い。お風呂も見られてる気がして、電気を消して入っています。できるだけお風呂に入ってるのを悟られぬよう、音もできる限り立てないようにしています。馬鹿みたいですよね。でもそうじゃないと気が気じゃないんです。ちょっとした外の音が、足音に聞こえます。

　このように病識は動揺している。

心療内科に行ったこともあります。でも、私は安定する薬よりももっと根本的に解決しなきゃだめな気がするんです。私が視線を感じている「誰か」をはっきりさせたいんです。わたしがおかしいのか、本当に誰かがいるのか。長くなってすみません。何を書くべきなのかわからずに、まとめきれないまま書いてしまいました。何かアドバイスいただけると嬉しいです。

　受療行動には至っている。しかし彼女としては薬で解決すると信じることはとてもできない。闇の中から自分を凝視している「誰か」の正体を突き止めたい。だが他方で自分のほうが異常なのではないかという気持ちもぬぐえない。この葛藤に苦悩している。
　「何か」の段階で当事者は、自分に起きていることが理解できずに当惑している。言葉にするとしたら「不安」というような漠然とした表現しかできない。私は「何か」に怯えている。そこまでの自覚はある。だがその「何か」の姿が見えず、そんな状態で強い不安を感じる自分に当惑している。その「何か」がキャンバスの上に具体的な姿を現すのが「これか」の段階である。「これか」はほとんど例外なく、人あるいは人々である。自分以外の個人または集団である。物であった場合でも、真に恐怖しているのはその物の背後にある人あるいは

JCOPY 498-22928

人々である。隠されていた主題がふと姿を現したかのように「これか」と「気づいた」当事者は、そんな状況を生んだ背景を考え始め、「そうか」の段階に入り、本人だけが納得できるストーリーが構築されていく。

3.「そうか」の段階

　絵を描く比喩を続ければ、「そうか」の段階とは、「これか」で姿を現したスケッチに色がつけられていく過程である。ここで重要なのは、その納得・解釈の過程は、正常と異常が混沌と混ぜ合わされた形で進行していくという点である。多くのケースにかなり共通して言えることは、「そうか」の段階でストーリーが発展していく過程は、かなりの部分が正常な思考によって進められるという点である。但し正常なのはその思考の論理の部分であって、思考の根拠となる材料が異常体験であることがしばしばあり、結果としてはどんどん奇妙なストーリーが構築されていく。絵の比喩に戻れば、絵を描くという作業自体は正常に進められていても、材料となる絵の具に異常な物がかなり含まれているため、結果として描かれる絵は時として全く奇態な作品となってしまう。Case 3477で言えば、「自分以外の人はハレー彗星の襲来を耐えた生き残り」という前提が正しいと仮定すれば、「自分だけが不安におののいていること」も「人々が自分を殺そうとする（ハレー彗星に耐えられない人間を抹殺しなければ、子孫が生き残れなくなるから）」ことも、全くの異常な思考とは言えない。Case 3543では、外思共有という現象が事実であることを仮に前提とすれば、彼の思考の発展は正常心理で理解できるものがかなり含まれている。そしてこの正常心理による思考の発展は、無定形の捉えどころのない不気味な不安の原因をつきとめることで心の安寧を得ようとする、一種の代償機能であるという考え方もある。「そうか」についても類似した解釈が可能な場合がある。

Case 0814

　私が髪を坊主に近いくらいに短くしたときがあったのですが、そのときから周りの様子がおかしくなりました。私が話しかけてもみんなよそよそしい態度を取るようになりました。歴史の授業を受けていると私の祖先は昔から位の高い貴族だったんだと思うようになり（広辞苑で名前を調べて判断しました）、だからみん

なはその時代の無意識の記憶の影響で、私への態度を改めるようになったんだからよそよそしくなるのも無理はないだろうと思い安心しました。

　このようなケースは、ビンスワンガーの記述、「妄想気分性においても、それが「感じ」、認め、気づくところの「なにものか」は、やはりきわめて不定な不気味なものであって、そのため、たとえそれが虚妄のものではあっても、とにかく確固たる立脚点を――つまり妄想様観念あるいは「固定観念」を――突然に獲得したときには著しく安寧をうることができる」に適合するものである[8]。そしてこのケース、「私の祖先は昔から位の高い貴族だったんだと思うようになり（広辞苑で名前を調べて判断しました）」の部分が異常で、「だからみんなはその時代の無意識の記憶の影響で、私への態度を改めるようになったんだからよそよそしくなるのも無理はない」の部分はその異常を前提とした正常心理による解釈であると見ることができる。また、「そうか」の段階の妄想内容は、反証を示されるとある程度まではそれを受け入れて確信度が動揺することがあるという臨床的事実も、この段階は正常心理によるという見方を支持するという立場もある。

　代償という解釈が正しいかどうかはともかく、「どうしても理解できない体験について、当事者は自分なりに合理的な解釈を考える」という作業が進んでいるというのは、妄想の形成過程として納得しやすい論理である。この論理には、「どうしても理解できない体験」をしているという前段こそがまさに精神病の症状なのであって、後段の「自分なりに合理的な解釈」（及びそこからの発展）は本人の正常な心理による推論であることが含意されている。

　だが後段の正常さは部分的なものにとどまる。本人に正常な思考を展開する能力がたとえ十分に維持されていても、その思考を進める材料の中に異常体験が含まれてくる以上、「自分なりの合理的解釈」は、事実と照合すれば不合理なものにならざるを得ない。いくら絵を描く技術が正常でも、手にした絵の具に異常があれば、正しい絵は描けないのである。しかも、すべての材料が、絵の具が、「これか」で思い当たったテーマを正しいとする結論に向けて利用されている。「これか」を大前提として絵が描き進められている。典型的な例は先のCase 3543（外思共有）で示した通りである。再掲する。

あるとき、心の中で全く見ず知らずの人から存在抹消を命じられ、その電車の中の乗客すべてから同様の命令をされるという壮絶な体験をさせられたのです。それによって、思想は共有化され、それを用いてそれに気づいた人を抹消しようとしていることを確信するに至りました（外思共有の確信、及び外思共有犯罪者の存在の確信）。

というように、思考の根拠の中に異常体験が混入することで（異常な絵の具が使われることで）、妄想はどんどん奇妙なものに発展している。

　妄想の発展過程についての理論は、いかに納得度が高いものであっても、すべて仮説にすぎない。逆に全く納得し難い理論であっても、そちらのほうが正しいことが十分にありうることは、自然科学の発達史を振り返ってみれば明らかである。納得度が高い理論が常に正しいのであれば、実験による証明など不要である。ここまで示してきた「何か」「これか」「そうか」の3段階は、フーバーとグロスによる妄想発生の3段階説と基本的に共通しており[7]、またそれより何より、当事者の真摯な語りに基づいたものである以上、有力な仮説であるとわれわれは考えるが、いずれにせよ仮説は仮説である。そして、Case 3543（外思共有）のように、自らの思考の発展過程を当事者が冷静に語るのを聴かせてもらえることはそう多くなく、ましてや Case 3477（ハレー彗星）のように、「何か」から「これか」を経て「そうか」が発展していく過程を聴けることはかなり稀である。稀であることは、一方では得るところの多い貴重なケースであると見ることができるが、他方では例外的なケースにすぎないのではないかという疑いも払拭できないところである。

　多くの場合、臨床場面で出会うのは、ある程度までは彩色された絵である。Case 0869（大司令症候群）(91ページ)ほどまでには完成していないにせよ、下絵であるスケッチはもはや見えにくくなっていることが多い。そこに正常な絵の具と異常な絵の具で色がつけられている。「何か」「これか」「そうか」の全過程は絵の背景に隠され、当事者はその過程の一部しか語らないことが大部分である。語らない理由としては、当事者は異常性をある程度自覚していてそれを恥じていることがしばしばあるという側面もある。あるいは恥じてはいなくても、そんな過程は症状とは関係性がないと考え、最も苦しいと感じている部分しか語らないことも少なくない。たとえば Case 3477（ハレー彗星）が医師を受

診したとしても、殺されるという恐怖しか語らないかもしれない。それは、「何か」の段階で de novo に発生した、自分という存在の消滅、さらには自分の存在する世界全体が消滅するという恐怖を直接反映した部分である。それを原点として、彩色に彩色を重ねた結果が、妄想と呼ばれる複雑で錯綜した絵になっている。

　また、統合失調症の当事者からは、時に次のようなことを聞かされ急に別世界に投げ込まれたかのような奇妙な印象を持たされることがある。

Case 4068

　去年の夏頃からイライラするようになりました。過去に、イライラして対人関係がうまくいかずに退職したこともあるため悩みながら働いていました。そのうち、家に盗聴器が仕掛けられていると思い、電話をすれば会話を聞かれるのでは？と心配でできませんでした。外に出ればだれかに後をつけられていると思い、すれ違う人達に後ろ指さされ笑われてると思って外出がままなりませんでした。私自身太っていて不細工だからというコンプレックスがあります。車で出かけクラクションが聞こえると、だれかが私がいることの合図をしているのでは？と思い、帰ってしまうこともありました。家の前を通る車は自分を見張りに来ていると思い、家でも落ち着きません。最近では自分は死刑囚で死刑の日がだんだん近づいてきているんだと思い、ビクビクしています。ゴミを出せば身元がバレると思い、出せません。ゴミ置き場の近くの家の人が、私が来るのを見ていて、中をチェックされていると思うからです。

　ここまでは統合失調症としてよくある体験である。が、唐突に次のように語りが展開する。

　でも私は実は人間ではなく、象から人間の形にさせられたと思っています。なぜかと言うと、象の前は人間で数々の罪を犯してきたため象にさせられてしまい、象でも罪を犯し、また人間にさせられたのです。だから私を見ているスパイが空の上にいます。本当は帰る星があるのですが、人間の形をした私は罪深く必要ないため、この場所で死刑囚としてリストに入っています。以前から被害妄想が強すぎるからいいかげんにしてと友人を怒らせたことがあります。被害妄想ではな

く実際にそうだから仕方ないし、事実なわけです。近所へ買い物に行けばお店の人達が見張っていると思います。

　自分は象である。罪を犯したため人間から象に変えられ、それでもまた罪を犯したため人間に変えられた。しかもどこか別の星から来た。いったいこの発想がどこから来たのか、全く不可解である。この部分だけを取り上げれば、「奇異な妄想」と呼ぶ以上の考察は不可能である。さらに彼はこう述べる。

　でもどう考えようにも、どれもそう思えてしまうから間違ってはないんだと思いますが、間違ってはないんだと思うとこがおかしいから病院へ行くように言われました。

　しかし、普通の人間として暮らしたいため、今年から通院もやめました。私はどこかおかしいでしょうか？　自分のことがよくわからず、また病院の先生にすべてを話すのが恥ずかしく、伝えることができません。薬は今はリーマスが手元にあり、その前はリスパダールでした。他は長い間投薬してませんでした（ねむけやだるさで仕事に支障があるため）。ほかに、不安にかられるとセックスをしたくなる、会社へ行く道、買い物帰り、家の帰り方がわからないということも時々あります。最近寝つきがわるく、朝も目覚めが早くなってきました。自分が思ったこと感じたことは事実だと思うので、他人に否定されると、どこまでが現実でどこまでが思い込み？　なのかわかりません。一人暮らしを始めた頃、会社の上司に、ちょっとおかしいとこあるからきっちり検査を受けたら？　と言われたこともありました（その会社でいじめを受けていたため嫌がらせだと思って検査はしませんでした）。私はいったい何なのでしょうか？

　それなりに社会適応している統合失調症の当事者からあるとき急に、荒唐無稽と言えるレベルの妄想が語られて驚くことがあるが、そこにはこの Case 4068 のように医師にも妄想を語らないという方針を維持し続けていたという背景があると思われる。このようなケースは潜在的にはかなりの数にのぼるのかもしれない。

　Case 3477 のような当事者が、それまでは漠然とした不安だけを訴え、あるとき突然に自分はハレー彗星を耐えた人によって殺されることを恐れているな

どと語り始めれば、Case 4068 の象人間と同じような電撃的な印象を受けるで
あろう。それは「奇異な妄想」などの平凡な言葉で表現する以外にない事態で
ある。だが Case 3477 が、「何か」の段階から「これか」の発想に至り、そこに
正常心理による解釈も重なった結果としてハレー彗星をテーマとする奇妙なス
トーリーが生まれたという経過をたどっていることがわかれば、この奇妙な絵
の見え方は違ってくる。Case 0869（大司令症候群）のように、キャンバス全体
に巨大な絵が描かれた状態になると、いったいどのようにしてこの絵が描かれ
たのかを追求することはほとんど不可能であるが、Case 4068（象人間）のよう
に、平易な絵の中に小島のように異常部分が見られる場合は、当事者と医師の
間に信頼関係があれば、その形成過程を語ってもらえることは期待できよう。
その語りがあって初めて、妄想論は第一歩を踏み出すことができる。

◆他覚所見としての妄想

妄想論と題した本章は冒頭で次のことを確認することから開始した：

> **幻聴は自覚症状である。**
> **妄想は他覚所見である。**

他覚所見として錯綜した絵が、われわれの前に現れている。この絵をいかに
して読み解くか、それが妄想を通して統合失調症を理解するという作業である。
他覚所見の活用に関しては、身体医学が精神医学よりはるかに長い歴史を持
ち、その手法も洗練されている。たとえば身体医学のほぼあらゆる分野におけ
る診断の強力なツールとして画像診断がある。その画像が単純 X 線であれ、
CT であれ、MRI であれ、読影技術のない者にとってはただの複雑で錯綜した
絵でしかない。読み解くためには専門的な知識が必要である。
まず、当然ながら、絵の中のどの部分が異常であるかを読み取らなければな
らない。だがそれは診断の本質からはまだまだ遠い地点にある。知りたいのは
画像の異常ではない。生体の異常である。画像に見られる異常所見が、生体の
いかなる異常を反映しているのか。それを知って初めて、画像を読む意味が生
まれる。したがって、生体の異常が画像の異常に変換され可視化されるプロセ

スを理解することは必須である。単純 X 線画像なら、X 線の性質。骨は通さない。水は通さない。だから本来黒く見えるはずの領域に白いものがあればまず石灰化や水を疑う。X 線 CT なら、X 線吸収量の計測から再構成した画像であること。MRI も再構成した画像であるという点では CT と同じであるが、材料は X 線の吸収量ではなく、水素原子からの電波信号であること。こうした科学技術を診断目的に活用して、画像が成立している。

　では妄想はどうか。異常であることは比較的容易にわかるように思える。変なことを言っている、わけのわからないことを言っている、と診察者が判断するのが妄想の診断の第一歩である。だがそれだけだと「この画像は異常だ」と言っているのと同じで、まだ何かを診断したとは言えない。知りたいのは話の異常ではない。生体の異常である。生体の異常が画像として可視化されたプロセスをたどるのと同様に、生体の異常が妄想として可視化されたプロセスをたどらなければならない。画像を構成しているのが科学技術なら、妄想を構成しているのは言葉である。したがって次のように言いうる：

**　画像は科学の産物である。**
**　妄想は言葉の産物である。**

　画像を構成する科学技術は診断目的に特化して適用されている。だが妄想を構成する言葉は診断目的に特化して適用されているわけではなく、当事者も診断を求めて語っているわけではなく、あくまで自分の体験を自分の言葉で語っているにすぎない。言い換えれば、画像はそこに出された時点で他覚所見の診断という目的に向けて整えられている。調理されている。なるべく美味しく食べられるように調理されている。それに対し妄想は整えられていない。素材のままのものも、調理済みのものも、調理といっても美味しく食べるという目的ではない調理によるものも、さらには食用でないものも混在している。するとまずその中から目的に叶ったものを抽出しなければならない。当事者が語る内容を妄想であると判断するのが診断の第一段階だとすれば、その内容から真に異常な部分を抽出するのが第二段階である。真に異常な部分とは、生体の異常を真に反映している部分である。当事者が語る内容の大部分は十分に理解でき、異常と感じられる部分についてもその多くは、それに先立つ異常体験から理解

できることがしばしばあるから、真に異常な部分は語りの中のごく一部である。シュナイダー 1958：115 が患者の語りの大部分は診断的価値がほとんどないと言っているのはこの事情を指している。

　本章の冒頭で指摘した、妄想を他覚所見であるとする視点の重要性がここにクローズアップされる。精神症状とは一般に、当事者が語る言葉が主たる診断根拠となるため、自覚症状と他覚所見が混同されるという誤謬がごく普通に発生している。内界の体験は、それがいかに異様なものであっても自覚症状であり、自覚症状である限り事実である。その体験が当事者に生じているか否かを決める権限は 100% 当事者本人にある。「痛い」は自覚症状である。「不快感」は自覚症状である。「声が聞こえる」は自覚症状である。「他人の考えが侵入してくる」は自覚症状である。自覚症状については、「本人がそれを体験している」とまでしか言えない。それに対し、外界の体験については、体験自体は自覚症状であるが、それが誤りであることを決める権限は 100% 第三者にあるから、それを医学的な診断の材料にするときには、他覚所見に分類される。他覚所見を診断に用いるためには、まずそこから異常所見を抽出しなければならない。当事者の語りから異常所見を抽出するためには、語りの内容から外界についてのものを抽出しなければならない。内容そのものは他覚所見ではない。ハレー彗星も象人間も他覚所見ではない。本人の体験がそのまま伝えられているだけで、それはそれで重要であるが、それは自覚症状として重要ということである。他覚所見として医学的に意味があるのは、外界についての異常な語りである。

　そして外界についての異常な語りは、理論上二つに分けられる。正常な語りと異常な語りである。

　異常な語りの中に正常な語りを位置づけるのは矛盾しているようだが、ここでいう正常な語りとは、先行する何らかの体験を前提とすれば正常ということを意味している。たとえば地球が過去にハレー彗星に襲われたことを前提とすれば、すなわち本人がそう確信していれば、そこからの発展のすべて、たとえば自分はハレー彗星を耐えた人間の子孫によって殺害されるという恐れなどのすべては了解できると考えれば、それは正常な語りということになる。この場合、ハレー彗星という着想、すなわち「これか」（120 ページ参照）のみが異常であり、その他の部分は「正常な語り」である。但しその正常な語りの材料としては、前述の通り異常体験が用いられている。Case 3543（外思共有）で、「あ

るとき、心の中で全く見ず知らずの人から存在抹消を命じられ、その電車の中の乗客すべてから同様の命令をされるという壮絶な体験をさせられたのです。それによって、思想は共有化され、それを用いてそれに気づいた人を抹消しようとしていることを確信するに至りました」がその典型的な例で、たとえ語りそのものは正常な論理形式に沿っていても、その語りの材料が異常である以上、正常な語りも結局は妄想を発展させる方向に進行していく。

　このとき、その発展の要素である材料が「これか」である以上、妄想という症状の中の異常は「これか」の部分だけであるという解釈も不可能ではない。だがもしそうであれば、妄想は単なる「思いつき」と区別がつかないことになる。人は何かを思いつき、その思いつきを起点として思考を大きく発展させていくことがある。それは時に独創的な理論として完成し、人類の財産とさえなりうる。ニュートン力学がリンゴの落下を見てひらめいたのがきっかけという逸話が事実かどうかは別にしても、何らかの着想から発展したものであるという認識は大筋において誤りではあるまい。するとCase 3477は最初の着想がたまたまハレー彗星だったから妄想になったのであって、もしたまたま科学にかかわる非凡な着想であったら、彼女が描いた複雑な絵は妄想とは呼ばれず、人類の財産になったのか。

　そうとはとても思えない。完成した絵が奇異であることだけでも、「そうとはとても思えない」と直感させるが、直感を超えた根拠は、彼ら統合失調症の当事者が外界の変化を感知し、それが思考の発展を方向づけているという点である。遡れば、「これか」の前に「何か」という漠然とした不安の時期があった。世界が変わってしまったようだという表現に代表されるように、外界の変化の感知があった。また、「そうか」の段階では、たとえば自分以外はハレー彗星を恐れていないというように、外界の状況を正しく把握できることがしばしばあるが、そうであれば通常なら自分の考えが間違っていることに気づけたはずが、かえって妄想を強化するという結果になっている。それは、一つには当初の確信が強固であることの反映であり、一つには外界の人々の変質感、自分への悪意をはらんだ変質感が、確信を強化している。内界の確信が外界の変質の感知によって強化され、外界の変質感知は内界の確信によって強化されるという、円環構造がそこにはある[9]。すべてはこの構造に取り込まれ、偶然は必然にたちまち転化され、確信を強化する材料に次々に参入してくる。結果として彼ら

は、自分の確信に縛られて逃れられない状態に陥る。妄想が発展していく段階で当事者は、しばしばこの苦しみを訴える。Case 3477 の「調子が悪いと、「あり得ないと言っても」という気持ちになってハレー彗星を不安に思う気持ちが強くなって」や Case 4068（象人間）の「どう考えようにも、どれもそう思えてしまう」などは、当事者の自縄自縛の思いの痛切な吐露である。

　かくして、妄想という症状について普遍的に言えることがあるとすれば、「これか」の確信と、そこから発展した内容についての確信だけが残る。本来、人間が無条件で確信できるのは自分の内界のことのみであるはずが、妄想では、外界のことについて、内界のことと同様の確信度が発生している。内界のこと、たとえば痛みであれば、誰が何と言おうと私が痛いと感じているからには痛いのだと人は言うことができる。他方、外界のことについては、本来は私的に確信できるものではなく客観的事実に照らして人は判断するものであるが、妄想ではその過程が作動せず、誰が何と言おうと私がこうだと思うからにはこうだ、という事態に陥る。妄想が発展する途中においては、その事態が異常であるという自覚がありうるが、それでも「どう考えようにも、どれもそう思えてしまう」という状態から逃れられない。それはおそらく内界と外界の間に生まれた上記の円環構造によるものであるが、メカニズムはともかくしても、「外界のことを内界と同じレベルの確信度を持って語る」ことが、妄想と呼ばれている症状の中から他覚所見として抽出できる唯一の確定的な事実である[10]。妄想の定義さえ混乱している現状では、われわれはこの地点にいると認識することがそのまま妄想論であるとさえ言えるかもしれない。そしてこの妄想論は、幻聴論・幻視論と対比することができる。幻聴系・幻視系は、起点の逸脱、すなわち元々は自分の内界で発生したものを外界起源であると感知するという体験である。したがって次のように言いうる：

外界のことを内界のことであるかのように感知するのが妄想
内界のことを外界のことであるかのように感知するのが幻聴系・幻視系

　もしこのように言いうるとすれば、妄想も幻聴系も、外界と内界の関係性における症状であるとまとめることができる。身体医学の診断における確立した定法は、自覚症状と他覚所見を対置させ、両方の統一的な説明に到達すること

である。それが医学における唯一の正しい方法論である。自覚症状である幻聴系・幻視系と他覚所見である妄想を上のように対置させることは、したがって、統合失調症という疾患の本質への道を開くことになりうる。次章、他律論はその道に向けての試みである。

妄想論　の注

1) ヤスパースは妄想（Wahnidee）を、「全く漠然とした意味で、誤った判断のすべてを指す」としたうえで、その外的な特徴として、①並外れた信念。②揺るがない。③あり得ない内容。を挙げている。「訂正不能の誤った確信」は①②③に由来するが、ヤスパースはこれを妄想の定義として述べているわけではない。

(Jaspers K: Allgemeine Psychopatholgie. Springer, Berlin 1913.)

2) 現代においても、妄想の定義として確立したものは存在しない。定義とは意味合いが異なるが、我が国では笠原が非常に実用的に「妄想の定義のまとめ」として次の7項目を記載している。（笠原嘉『妄想論』みすず書房　東京　2010）

① 平均人の確信に比ししはるかに強いなみなみならぬ確信、比類のない主観的確信性。

② 他人の合理的説得によっても、また彼自身のこれまでの人生経験などに照らさせてみても、絶対に訂正不能であること。一見訂正しうるかにみえることがあっても長続きしないこと。これまでの体験世界や客観的に他者と共有のこの現実と相容れぬことを知りながら、無媒介の明証性を理由に訂正を拒否すること。

③ その内容に多少とも現実にありうべからざる側面を含むこと。

④ 例外的な場合（たとえば folie á deux）を除いて、その確信も内容も他者と共有されぬこと。つまり妄想とは"一人での精神病"であること。

⑤ 時間的には多少とも持続的であり、かついわゆる妄想加工を核心の周辺に必ずもつこと。

⑥ 原則として他の葛藤的体験から反応的にまったく導きだされぬか、導きだされるとしてもせいぜい一部であって、全部を他の体験から了解しつくすこと、導出しつくすことはできぬこと。

⑦ そのような誤謬の成立を説明するに足る意識、知能、情緒の障害を背景にもたぬこと。

JCOPY 498-22928

3) DSM-5 巻末につけられた用語集（DSM-5 Glossary of Technical Terms）の妄想
の定義には、次の通り、妄想とは外界についての確信を指す語であることが明記
されている。（DSM-5. Diagnostic and Statistical Manual of Mental Disorders
5th Edition. American Psychiatric Association. Arlington, VA 2013）

> 外界の現実に対する間違った推論に基づく誤った確信
> （*A false belief based on incorrect inference about external reality*）

4) Huber G, Gross G: Wahn. Stuttgart, Enke 1977.

5) 妄想知覚では知覚の段階ですでに異常があるという主張としては、マトウセック
の「本質属性の尖鋭化」という記載がよく知られている（マトウセック P『妄想
知覚論とその周辺』伊東昇太・河合真・仲谷誠訳. 金剛出版 1983）。ここでいう
「本質属性」とは、知覚対象の中に存在（あるいは潜在といってもよい）している
属性を指す。統合失調症では「知覚連関の弛緩」が生じ、それに続いて「本質属
性の尖鋭化」が起きるとするのが妄想知覚のメカニズムについてのマトウセック
の説明である。これはそれなりに魅力的な学説であるが、その「本質属性」と、妄
想知覚の第 2 分節としての「意味内容」が一致しない場合があることをどう説明
するかという深刻な問題がある。
　なお、西丸四方は妄想知覚に限らず、統合失調症の異常体験が「ふと」生じる
ことに着目し、「前景体験と背景体験の不全」という視点からの統一的説明を試み
ている。（西丸四方: 分裂性体験の研究. 精神経誌 60: 1391-1395, 1958.）

6) 村上 1942: 45 は次のように記している。

> 妄想気分とは外界の事物が何か意味ありげに不安な色彩を帯びて感じられ
> るが、しかも客観的にその感じを限定できない状態であって、本病の初期
> にしばしば現われる。…「世界没落感」も同様の特質のものである。

7) フーバーとグロス（Huber G, Gross G: Wahn. Stuttgart. Enke 1977.）も、妄想の
発生過程を 3 段階（Stufe 1, 2, 3）に分けているが、本書の 3 段階とはやや異なる。

彼らの3段階は次の通り（原書13ページ、翻訳書38ページに「妄想現象の類型学」と題した図がある。翻訳書:『妄想』木村定・池村義明訳 金剛出版 東京 1983. なおこの図はコンラートの妄想知覚についての記載とも基本的に一致している: Conrad K: Die beginnende Schizophrenie. Versuch einer Gestaltanalyse des Wahns. Unveränderte Neuausrade der 1 Auflage 1959, erschienen im Thieme-Verlag, Stuttgart 4. Auflage 2013. p.113.)

> *Stufe 1*：妄想気分：自己関係づけも特定の具体的意味も持たない「純粋な印象体験」
> *Stufe 2*：妄想知覚：自己関係づけあり、特定の具体的意味なし
> *Stufe 3*：妄想知覚：自己関係づけあり、特定の具体的意味あり

さらに、妄想着想を Stufe 1 と同じレベルに位置づけている。

本書と対比すれば次の通りとなる:

「何か」…Stufe 1 の妄想気分

「これか」…Stufe 1 の妄想着想、Stufe 2 の妄想知覚、Stufe 3 の妄想知覚

「そうか」…Stufe 3（及び、その先の発展）

　フーバーとグロスは Stufe 3 について、「妄想知覚」とする一方で、「妄想加工 Wahnarbeit」もここに含めている。われわれは妄想知覚と妄想加工は区別することが望ましいと考えているから、「そうか」は Stufe 3 の中の妄想加工を指す部分のみに当てる。また、妄想着想は、当事者が何らかの具体的な意味を感知したという体験であるから「これか」であって、妄想気分と同じレベルに位置づけることはできないとわれわれは考える。但しフーバーとグロスは、各 Stufe が明確に区別できるわけではないと指摘し、われわれも同じように考えるので、双方に食い違いがあるとまでは言えない。妄想発生の過程が必ずしもこの順番には進行せず、逆戻りしたり、複数の段階が同時に成立していることがあるというのも、双方で一致した見解である。

　それでもわれわれが「何か」「これか」「そうか」という本書独自の区別を示したのは、当事者及びその家族への説明が必要になる場面を想定したとき、フーバ

JCOPY 498-22928

　ーとグロスやコンラートの図式や用語法は難解すぎて理解されにくいと考えたという理由もあることを付記する。

8）ビンスワンガー L『精神分裂病2』新海安彦・宮本忠雄・木村敏訳 みすず書房 東京 1961.

9）安永 1978: 48 は次のように記している。

> それだけでは妄想は単なる"思いつき"である。妄想体験の"すごさ"はいま一つの面、知覚界のほうの変状にも由来を求めなければならない。
> （中略）
> 正常の場合には"思いつき"が現実知覚によって検討を受けるのであるが、ここでは逆に一種の相乗関係があり、…

10）同様のことはシュピッツァーが雄弁に記している（Spitzer M: Ein Beitrag zum Wahnproblem. Nervenarzt 60: 95-101, 1989; Spitzer M: On defining delusions. Comprehensive Psychiatry 31: 377-397, 1990）。

$$\left[\,4\,章\,\right]$$

他律論

「他律」は島崎敏樹の造語である。島崎 1949：108 は、他律という言葉を提唱する論文で次のように述べている[1]。

> 我々の精神作用は、それが思考であっても動作であっても、すべて自我の活動に基づくと体験される。即ち自分が考えるのであり自分が行うのであって、自我が自主的に精神活動を営んでいると意識される。これが人格の自律性の意識である。

「自主的に精神活動を営んでいる」すなわち自分を自分の意志でコントロールしているというのがここでいう自律性である。この自律性の意識が損なわれるとき、**他律**という事態が現れる。すなわち他律とは、「自分が考え、自分が行う」という意識が崩れていく状態である[2]。

統合失調症において最も目立つ症状の一つである幻聴が、元々は自分の脳内に発生した思考が外界の他者から発生したと感知されるという現象で、思考の発信源が自分の中の本来の位置から逸脱したという点に着目して本書1章幻聴論では「起点の逸脱」と表現した（図4-1）。この起点の逸脱が聴覚領域のもの

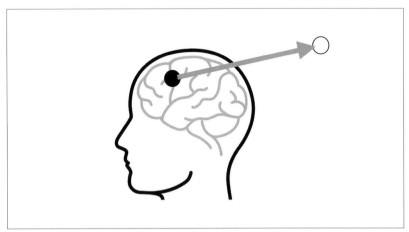

図 4-1　起点の逸脱（1）（1 章図 1-1 を再掲）
　幻聴とは、元々は本人の脳内に発生した思考が、外界からのメッセージとして感知される体験である。すなわち思考の起点（●）が本来の位置から逸脱し外界に定位されて体験されている（○）。このとき、感知されるメッセージが声の形を取るか否かは本質的な問題ではない。

JCOPY 498-22928

として体験されれば幻聴系となり（本書1章幻聴論）、視覚領域のものとして感
知されれば幻視系となる（本書2章幻視論）。いずれも自分の内界で発生したも
のを外界で発生したとする誤認である。幻聴ではなく幻聴系、幻視ではなく幻
視系と名づけたのは、聴覚や視覚といった知覚として体験されることは本質で
はなく、自分の内界の精神現象が外界起点として体験されることが本質である
からであった。起点の逸脱は統合失調症の症状を、いわば当事者から離れた視
点から客観的・図式的に見た概念であるのに対し、他律は当事者に接近し、当
事者の主観的な感覚も加味した概念である。起点の逸脱と他律はしたがって、
視点が異なるだけで同一であるか、少なくともかなりの共通点がある。島崎は
さらにこう述べる[1]。

> 即ち常態にあっては人格の自律性は自明のことであるが、却って意識の上に
> は現れていないのである。この意識は、自律性自体が奪われてゆく病態になる
> ときにはじめてありありと浮び出してくるもののように見える。

この他律が最も鮮やかに現れる症状は、させられ体験である。

◆運動の他律

Case 2351

　時々体をあやつられているときがあります。首から下が勝手に動き前から人が
来てもよけられません。壁や電柱にぶつかります。

　体があやつられて勝手に動く。させられ体験の一つの典型である。このケー
スではあやつっているのが誰であるかは特定されていないが、特定の人物が何
らかの方法であやつっていると体験する次のようなケースもある。

Case 0580

　自分の体が、自分の意志とは関係なく勝手に動くという体験をしたことがあり
ます。テレパシー以下を含めこの体験は半年ほど前の一時期に集中して起きた出
来事ですが、元上司が電波を使って、私の体をあやつっているという感覚です。

それは電車に乗るとき突然起こりました。自分の目的地とは反対の電車に乗れと命令されました。電車に乗ったら、許しがあるまで電車から降りるなと命令されました。そんな中で、電車の中で吊り広告を次々見るように首が自分の意志と関係なく勝手に動き出します。命令された目的地までそれは延々と続きました。目的地に着いたら、今度はごみ拾いです。タバコの吸殻が落ちているところに首が勝手に動きます。拾えと命令されていると感じていますから、吸殻を拾うのは自分の意志で動きます。ただ、次から次へと吸殻のところに首が勝手に動きます。吸殻以外のところに首が動き、他に目に入るものがあるとわけもなく馬鹿笑いしていました。周囲から見たら狂人に見えたに違いありません。しかしそのときでも意識は正常だったと思います。延々4時間くらい吸殻を拾ったと思います。テレパシーで動かされ命令されていると感じていました。吸殻以外のごみ拾いもしました。ちなみに自分の体が勝手に動く体験は、深夜何の理由もなく目を覚まさせられ、テレパシーと会話したことが何度かあったのですが、そのときも、1回だけ体が勝手に動きました。

「させられ体験」は、ドイツ語の gemacht Erlebnis（＝作られた体験）に当たるが、その訳語は様々に変遷している。「作為体験」という訳語もあり、村上仁はこれを用いている。島崎敏樹は「被作体験」と呼んでおり、これが最も直訳的な言葉だが、「させられ体験」のほうが日本語としてははるかに自然であり、現代では正式な用語になっている。但し、「させられ」というと、体を動かされるというニュアンスが強いため、上の Case 2351, Case 0580 のように、あやつられて何かの運動をさせられるという体験こそが典型とみなされたり、時にはそのような体験のみを指すかのように誤解されていることもある。だが実際はさせられ体験 gemacht Erlebnis は、思考・感情など、人間のあらゆる精神活動を包括している。自分の意志ではない何かにコントロールされる精神活動であれば、それがどんな種類のものであっても、させられ体験と呼ぶのである。

◆感情の他律

たとえば、自分の意志から逸脱した感情が発生し、その感情が他者によって発生させられたと自覚されれば、それもさせられ体験の一つである。

Case 3497

　主人が念の強い人で私の脳内を乗っ取り私の感情を勝手に動かしてしまいます。たとえば、花を見て綺麗だなと思ったときも、私の感情として綺麗だと思っているのではなく、綺麗だと思わされているのです。しかし、主人は実に巧妙で、私には私が本当に思った感情なのか、主人から植えつけられた感情なのか区別がつきません。命令されたり指示されたりは一切ありません。超能力ではないか、と思って色々調べましたが、直接脳内を支配する力は見つかりませんでした。今まで隠されてきた力なのか、研究されていない力なのかもしれません。主人と一緒にいるときは本当の自分の感情かどうかわからず、不安になります。

　島崎は、自分をあやつるものを「反我」と表現する患者の語りを紹介している（患者の名は「弘」とされている）。

Case 弘 ［島崎］

　僕自身が何とも思わないのに、反我があの人は気持ちの悪い人だとか何とか感じる。（中略）私があの人は良い人だと感ずると、反我はあの人は何とかだと軽蔑したりおとしめたりします。

　自分本来の気持ちではないこのような感情を島崎は「他律的感情」と呼んでいる。本来は自分のものであり、自分発でしかあり得ない感情が、他者からの影響で発生したりコントロールされていたりする。それが感情の他律であり、そのような性質を持つ感情が他律的感情である。

◆思考の他律

　思考のさせられ体験とは、「考えが押し込まれる」「考えが外から与えられる」「他人から考えさせられる」という体験を指し、むしろこれらをさせられ体験の典型として島崎敏樹も村上仁も第一に挙げ[1,2]、島崎はこれらを「思考が他動的に産出させられる」と説明している。一方で島崎は「思考が他動的に消失する」こともさせられ体験（被作体験）として紹介している。そして「被作（＝作られ

る＝gemacht）体験」という言葉は、思考が産出される場合には適切でも、消失する場合には不適切であることから、産出と消失を包括する言葉として島崎は「他律」を提唱し、さらにはこの他律こそが統合失調症の本質の一つであるという論を展開している。

「考えが押し込まれる」「考えが外から与えられる」という症状に当たる用語としては思考吹入があり、「思考が他動的に消失する」という症状に当たる用語としては思考奪取がある。思考吹入としては、次のような体験が統合失調症では非常に多く見られる。

Case 2133

同級生、家族や知り合いが死ねという思いを発してきます。

これは本書1章幻聴論で紹介したケースである。このような体験を当事者はテレパシーと呼んでいることも少なくない。他者が自分に対して「思いを発してくる」というこの体験は、定義的には思考吹入であって幻聴ではないが、「悪意あるメッセージが感知されている。その感知は五感の中では聴覚領域に最も近い」という点に着目して本書1章では「幻聴系」と呼んだ。また、幻聴系の体験に共通する本質は、起点の逸脱であることを指摘した。

そしてこの「思い」は、外から与えられた考えであるから、「他律的思考」（＝思考の他律）と呼ぶことができる。すると幻聴系の体験のほとんどすべてを思考の他律というカテゴリーに入れることができそうだが、その前に、当事者が「思考」という言葉を用いて語る体験について検討してみる。

Case 2021

私の頭の中ではメインの思考とは別の思考が勝手に働き、メインの思考（私）を攻撃するので、かなり参りました。自分の腕が自分のものに感じられなくなり、音の高低が区別できなくなり、文章を読んで理解できなくなり、いつも辛くて死にたいと思っていました。

自分の中に自分のものとは別の思考が生まれている。これは、逸脱した思考

の起点が自分の内部に発生したと表現することもできるし（本書1章11ページ図1-2）、他律的思考が自分の内部に発生したと表現することもできる。戻って一つ前の Case 2133 は、逸脱した思考の起点が自分の外部に定位されたと表現することもできるし（本書1章10ページ図1-1）、他律的思考が自分の外部に発生し、それを他者発であると誤認していると表現することもできる。前述の通り、起点の逸脱と他律は、同じ一つの現象の異なる視点からの表現なのである。

Case 4058

一年くらい前に、いじめのようなものに遭い、それを行っていた人達の言葉やそのときの情景が頭から離れず、ずっと一年間同じことを繰り返し考えていました。私から考えているというよりは、記憶が暴走しているような感じです。

それから、嫌な言葉を聞くと、まるでそれを思っているかのように、頭の中で繰り返し考えてしまいます。

この Case 4058 が繰り返し考えているのは自分が記憶している内容であるから自分の思考ではあるものの、自分の意志ではコントロールできなくなっている。よって自生思考に近い体験で、また、考えることがやめられない＝考えさせられているという体験であるから、これも他律的思考と呼ぶことができる。次のケースも類似している。

Case 1549

頭の中に言葉や過去の記憶が勝手に浮かんでくるようになりました。頭の中の言葉、過去の記憶、音などからによる連想がますますひどくなりました。頭の中はさらに一日中うるさくなってしまいました。なんとか生活できてはいますが、一日中不安と焦燥感にかられ、勝手に言葉の連想が始まり、それが止まらず、死にたいとさえ思うようになりました。

これも Case 4058 にかなり似た体験である。そしてこの体験は、死を考えるまでに辛いものであると述べている。

Case 1573

　考えがまとまらない、脳が暴走する感じがする。自分の感情がよくわからなくなる、何を考えていたのかがわからなくなることがよくあり、パニックを起こすことがあります。また、夜寝る前など色々な考えが多く思い浮かび、制御できない感覚に襲われます。この症状が一番辛く、頭を壁に叩きつけたくなる衝動に襲われます。

　自分の意志で自分の思考がコントロールできなくなっているという点、そしてそれを「暴走」という言葉で表現している点は一つ前の Case 4058 と同様だが、Case 4058 ではその思考は自分の記憶内容すなわち自分内部のものであるという自覚が確かにあるのに対し、この Case 1573 ではその自覚が崩れかけている。そしてそれはとても辛いと感じられている。

　さらには、自分の思考が単にコントロールできないだけでなく、自分以外のものからコントロールされているという自覚が生まれている場合もある。

Case 3547

　頭の中に次々と考えが浮かんで、眠れません。自分で考えていることなのですが、頭の中で会話しているようにはきはきと喋っていて、うるさくて眠れないのですが、どうしてもやんでくれません。

　「声」に近い体験になっているという点はここまでのケースとは異なっているが、「頭の中に考えが次々と浮かんで」とも述べているから、自生思考か考想化声かは曖昧である。そして、ここまでだと「コントロールされる」という要素はあまりないように見えるが、彼女は続けて次のように述べている。

いつも頭の中でうるさく会話します、やめようと思ってもやめられないしとても苦しいですが、それも幻聴など、どこかから聴こえてくる声ではなく、頭の中で私が考えていることと知っています。でも自分の意志ではなく、誰かがそうさせているような感覚になります。

JCOPY 498-22928

　このように、他者からのコントロールすなわち他律感が自覚されている。「頭の中で私が考えていること」というように、考えの主体は自分ではあるものの、その考えるという精神活動自体がコントロールされている。次のケースも類似している。

Case 3674

　最近は希死念慮がとても強く○月中に自殺するなど計画を立ててしまいます。これは脳が勝手に命令してくるのだと思っています。別に声が聞こえるわけではありません。脳が死ねって言うので、死んだほうがいいのかと考えてしまいます。

　幻聴論でも紹介したケースである。「希死念慮がとても強く」というからには自分の意志のようでもあるが、「脳が勝手に命令してくる」という表現から、自分の意志とは異質であると感じていることがわかる。そしてこの当事者にとっての死への希求は「メッセージ」であり、その起点を「脳」と表現しているものの、自分本来の意志＝本来の発信起点からは逸脱している。

　以上の5つのケースの体験は連続線上にある。すなわち、どれも思考が自分ではコントロールできなくなっているという点は共通している一方、その思考は、確かに自分の思考（Case 4058, Case 1549）→自分の思考かどうか自分でもよくわからない（Case 1573）→自分本来の思考ではない（Case 3547, Case 3674）というように、自分由来であるという自覚が順に失われていっており、それはすなわち他律性が強まっていっていることにほかならない。

　さらにその先には、思考が自分の内部にあるという自覚までが失われ、他者がその思考をしているという体験がある。

Case 2695

　私の周りの人達が私の悪口を言っているように思います。休み時間も授業中もみんなの視線が刺さっているように思います。

　本書2章幻視論で紹介したケースである。ここまで来ると初期の統合失調症としてごくありふれた体験になる。本人は他者からの悪意ある思考を感知しているが、その思考は元々は本人の内部に発生し他者に投影されたものであるこ

とは自明である。そして他者からの悪意を聴覚領域のものとして感知すれば幻
聴系、視覚領域のものとして感知すれば幻視系である。幻聴論・幻視論では
これを起点の逸脱と呼んだが、同時にこれもまた他律的思考にほかならない。そ
の思考が、聴覚領域や視覚領域の体験として感知されているのである。さらに
進んだ形では、聴覚性や視覚性がより明確になる。

Case 2423

　歩いているとみんな私のことを見て「こいつは気持ち悪い」「死ね」とか言って
笑うのです。電車の中でも目線がみんなこっちを向いていてヒソヒソ話していま
す。

　これは幻聴論と幻視論の冒頭に示したケースで、精神科の臨床で非常によく
出会う当事者の訴えである。こうして見ると、他律を統合失調症の本質の一つ
であるとする島崎敏樹の記載の重みが実感されてくる。統合失調症に見られる、
一見すると多彩で相互の関係性が不明な症状は、すべて他律という概念で説明
可能なのではないか。他律こそが統合失調症の基本障害なのではないか。幻聴
論において、幻聴と区別し難い症状であることを示した独語についても検討し
てみる。

◆他律としての独語

　幻聴論で紹介した安永浩の患者は、自らの独語について、「自分の意志で発し
た声ではなく、外力に操られた「しゃべらされた」言葉」だと言っており、こ
れを安永は「させられ独語」と呼んでいる。「させられ独語」が他律として捉え
られることは明白であるが、そこまで明白ではなくても、統合失調症の独語の
多くは自律性を完全に失っているか、完全に失っていないまでも非常に希薄に
なっている。完全に失っている場合は他律というより無律とでも言うべきであ
るが、臨床的には完全にまで失っているかどうかははっきりしないことが多い
ので、ここではどちらも他律と呼ぶことにする。

Case 3533

• 自分は言いたくないのに、勝手に口が喋ってしまう（心では、そんなこと言いたくない！違う‼ と思っているのに、口が私を無視して話してしまう）　• 自分が何を話しているのか理解できないときがある（これも、勝手に口が喋っています。私自身が自分の意志で話しているという意識はありません）

Case 4030

頭で想像している声と実際に話している声の区別がつきませんでした。もはや自分が喋っている感覚ではありません。口が勝手にベラベラ喋っていました。

上の 2 例とも、明らかに自律性が失われた発語（他律としての独語）である。

Case 3991

外国語のような意味不明な言葉をたくさん言ってしまい止まらない症状や、口が歪んだり、般若のような形相になる症状が続いています。他にも手が爪を立てるような形になったり、怪獣が吠えるような息の吐き方をしたり、まるで別の何かが憑依しているようでその症状が出ているときは凄く苦痛です。

自律性が失われた発語に加え、運動の他律も併存している。そもそも独語が「発語」という形で現れるとき（独語には発語に至らない段階もあることは本書 1 章 23 ページで示した）、それ自体が運動の他律であるから、同時に他の部分の運動の他律が現れても不思議はない。このとき、「憑依」という表現からは解離の一部とも見え、そして何より抗精神病薬の副作用としてのジストニアに類似しているため見落とされやすい場合があるが、そこに見られる現象を十分に観察すれば、運動の他律であると診断することはさほど困難ではない。

他律が統合失調症の本質であり、統合失調症の症状とは他律が様々な形で体験されたものであるとすれば、この Case 3991 のような併存が見られるのはむしろ当然で、「運動の他律」「思考の他律」などと分類するのは便宜上のことにすぎないと言うべきであろう。統合失調症で最も目立つ症状である幻聴系との併存も当然によく見られる。

Case 3814

　テレビの音のする所（リビング）に行くと、テレビの人の声の中から「見るな」
「くだらないことをするな」などの指令を送ってくるような信号が伝わってきて、
それは声として聞こえないんですが、自分でそれを言ってしまうんです（口に出
さないで自分で言うような感じ）。それと自分が質問をするとそれに対する答え
が戻ってくるような信号が入ってきて、それも自分がすべて言ってしまうんです。

　このケースを客観的に観察すれば、何かよくわからないことを独語している
人に見えるであろう。だが主観的には外部からの信号（幻聴系の体験）を感知
し、その信号の内容を発語してしまうという体験をしている。信号の感知自体
が他律であり、また、発語についても、このケースのそれは他律としての独語
である。

Case 3532

　妻は「機械から自分に情報が送られてくる」と言って、日常に関係がある内容を、
自分の知っている人が言っている形で独語をずっと続けています。

　これも一つ前の Case 3814 と同様のものとして理解できる症状である。

Case 2178

　知人が私に対して文句を言ってくるのを想像して（というよりは、自分が考え
たことを頭の中で話すときのような感じで、文句が勝手に混ざってきます）、そ
の文句に対して頭の中で反論する状態が続き、とても疲れてしまいました。

　本人は「文句を言ってくるのを想像して」と一応は述べているものの、直後
に「文句が勝手に混ざってくる」のに近いと表現しているから、自分の意志の
コントロール下にあるかどうかは微妙である。そして「その文句に対して頭の
中で反論する状態が続き」については、意志のコントロールはほぼ失われてい
ると見ることができる。
　Case 3814 と Case 3532 が自分にメッセージを送ってくるのはそれぞれ「テ

レビ」「機械」と言っているのに対し、この Case 2178 は「知人」で、しかもそのメッセージが来るというのは自分の想像であるという自覚がある程度は残されているから、異常性としては Case 3814 や Case 3532 よりは軽いと感じられるが、本質部分である他律は共通している。前述の通り、他律が様々な形で体験されていることが、これら一連のケースからも見えてくる。そしてもちろん一人の当事者からいくつもの他律体験が語られることもある。

Case 2985

　最近不思議に思っていることの一覧です：　•歩いているだけで睨まれる、人の視線がとても怖い。特に迷惑を掛けているわけでもなく黙ってまっすぐ歩いているだけなのに舌打ちをされる　•同じ空間にいる人間全員に笑われ、馬鹿にされているという感覚がある　•今さっき起きたことがもの凄く遠い記憶に感じる　•倦怠感があり、みんなが楽しめることを楽しめない。一方気分が上がると口の回りがもの凄く速くなり喋りが止まらなくなり同じことを何度も繰り返し言ってしまう。そしてすぐにまた気分が落ち込む　•何をしていても何だか実感が湧かない、自分がやっていることなのに人がやっていることのように思える

　「口の回りがもの凄く速くなり喋りが止まらなくなり同じことを何度も繰り返し言ってしまう」という自律性が失われた発語に加え、幻視系、幻聴系の体験もある。いずれも他律という本質の異なる現れ方と見ることができる。さらに彼女には「何をしていても何だか実感が湧かない、自分がやっていることなのに人がやっていることのように思える」という離人の症状もある。離人は統合失調症の初期に見られる曖昧な症状の一つであるが、島崎敏樹はこの離人もまた、自律の喪失として捉えている。

◆無律としての離人

Case 4051

　生きている感覚、自分が自分を動かしている感覚というのがなく、本当の私は存在しなくて、別の世界の誰かが動かしているものなのに生きていると思い込んでいるのかも、とよく思っていました。想像するだけでなく、それを実感として

感じていました。

「生きている感覚、自分で自分を動かしている感覚がない」は、離人に当たる体験である。そしてそれに伴い、自分を動かしているのは「別の世界の誰か」であるという思いが発生している。いわば「他律的離人」とでも呼ぶべき体験である。

もっとも、これは希薄化したさせられ体験の一型であって離人とは呼ばず、離人という言葉は次のような体験に限定して用いるという立場もあるかもしれない。

Case 3131

高校生のときから現実感が酷く希薄になりました。実感が薄くなったと表現したほうが正しいかもしれません。何をしても、それを成したという実感がない。たとえば私は自宅から高校まで自転車で毎日通学していましたが、まるでその移動が敷かれたレールの上を走っていて、それをオブラートで包まれた私が眼球の裏から見ている。下手な説明で申し訳ありませんが、このようにしか表現できません。酷いときには学校の壁を触っていても、そこに壁があることは理解できても、本当に私が触っているのか確証がない、実感がない、本当に私はこの廊下の上に立っているのか、両足が床に接地しているのか、わからないほどでした。

この現実感の希薄さはまさに離人である。しかしこうなると、これは非特異的な症状としての離人であって、統合失調症の症状であるか否かは判定困難である。実際にはこの Case3131 はその後にかなり明確な形で統合失調症の症状が現れているのであるが、上記の離人症状は、統合失調症を発症してから振り返ってみれば前駆症状だったと言えるのであって、リアルタイムで統合失調症性のものであると診断することはまず不可能であろう。先の Case 2985 も、幻聴系、幻視系の症状が併存しているから統合失調症と推測がつくが、「何をしていても何だか実感が湧かない、自分がやっていることなのに人がやっていることのように思える」という体験だけを取り出した場合には非特異的な離人であるとしか判断できない。次のケースも類似していて、離人の体験だけからは統合失調症の可能性ありとは言いにくいが、併存する症状があることから、この

離人も統合失調症の症状であることが示唆される。

Case 4050

意味もなく遠い感じがするのです。目に見えている遠近法は狂っていません。体を動かすのにも支障はないのですが、目に映るものが他人事のようなのです。自分の目に映る映像ではなく、モニターを見ているような気分です。それでも遠近を間違えるようなことはなく、体は動きます。だけれど実感だけが取り残されているような、そんな気持ちです。

今までも自分の考えが他人に聞かれているような妄想に取りつかれたり、夜眠っていると両親に包丁で刺される妄想や、部屋が異常に大きくなる錯覚、世界中の人から罵声を浴びせられる幻聴など、色々なものを体験してきました。

統合失調症の初期または前駆期の症状は、古来汎神経症などと呼ばれてきたように、捉えどころのない非特異的なものの数々があり、離人もその例に漏れない。この Case 4050 のように幻聴などの特徴的な症状が併存していたり、Case 4051 のような他律的離人であったりすれば統合失調症を積極的に疑う根拠になりうるが、Case 3131 の離人体験を他律という概念枠の中に捉えるのは、臨床的というより理論的なことにすぎない。しかし離人が統合失調症の前駆症状の一つであるという臨床知と、離人も他律の一型でありうるという理論を融合させれば、統合失調症の離人は他律の未分化な形であって、離人を起点として統合失調症に特異的ないくつもの症状が分化・発展していくという図式を描くことができる。島崎 1949: 125 は離人を「自我の外で精神活動が起こることを自我が明瞭に意識する」と捉え、「無律」体験と呼んでいる。

次のケースも、離人と他律の関係においてきわめて示唆的である。

Case 4049

（1）風景に現実感がありません。薄っぺらで、平面みたいです。一枚の絵の中を歩いているような、自分だけが生きているもの、といった感覚になります。（2）ここ2ヶ月くらい、自分が誰なのかわかりません。周囲の人間と自分との境界がわからなくなり、混乱するのです。人ごみの中に立っていると、自分がぶあーっと溶け出してしまって、風景と判別がつかなくなりそうで気持ち悪いです。誰

かと話しているときも、他の人間になりきっているようで、自分の意見ではないような気がしてきます。自分の意見なんか一つもなくて、実は本や昔誰かが言ったことを反復しているだけのようで、自分というものがそもそも何なのか、見失ってしまいました。私という存在は、何なのでしょう。　(3)会ったこともないメール友達と、性的関係を持つイメージが消えません。夜、布団で寝ているとき、自分の手が自分の体に触れていると、友達の手に触れられているように感じます。自分の体が、自分なのか、頭の中のメル友なのか、わからなくなります。左手と頭がメル友で、右手と胴体と脳が自分で、というふうに、部分的になり替わります。左手が右手を愛撫するというように、一人で二人のような、変な感覚です。頭の中でその人の声が聞こえてきて（実際聞いたことはありません）、他愛もない会話をします。会話が声に出てしまうこともあります。現実ではないことをわかっているはずなのに、私は、イメージと現実をごっちゃにして、その人と話しているようなふしがあります。

　(1)(2)(3)のうち、(1)は典型的な離人である。(2)も「自分が誰なのかわからない」「自分の意見なんか一つもない」などの部分を見れば離人の範疇に入れることは可能だが、自分と周囲の人間、さらには自分と風景の境界が崩れ融合するという体験をし、その体験が自分が自分でないという感覚と連続しており、離人と無律の連続性を見出すことができる。そして(3)に至ってはかなり奇妙な体験であり、さらには幻聴系の症状も現れているが、(1)(2)と合わせてみれば、離人、そして他律が根底にあることが見て取れる。(1)(2)(3)出現の時間的順序は不明だが、他律が様々な形で体験されているとまでは言うことができる。

◆他律としての予定体験

　統合失調症の離人が、自律性を失った無律の体験であるとすれば、その先の段階として、自律性を失った自分が他者によってあやつられているという明確な他律の体験があるが、無律と明確な他律の中間段階として、自分の思考や行動があらかじめ予定された通りに進行しているという「予定体験」がある。先に紹介した島崎のケースは（「反我」という表現で他律体験を語っていたケー

ス）、反我がしずまっているときでも、自分の背後にある、いわば後光のような存在によって常に次のような体験をしていると述べている[3]。

Case 弘［島崎］

　考えがその存在によって作られるのではありません。自分の考えが外から作られるのではありません。それによって「予定」されているということなのです。ライプニッツの予定調和みたいなもので、予定といってもなにも時間的に前々から決められていたというのではない。起ってみれば、それはそうなるようになっていたということなのです。考えだけでなく、感情でも何でも同じです。何をしようなあと思う。それは僕がしようとしたことです。けれどそれは背後の存在に予定されていたのです。

　予定という意識には、「外のものからさせられる」という気持ちは全然ありません。ただ自分の「外」という感じがどこかにあるようです。

　予定体験は統合失調症の体験としても稀なものであるが、それは言葉で表すことが非常に困難な体験のため当事者から語られにくいという事情によるもので、実際はそう稀ではないと島崎は考察している。

　類似した体験として、また予定体験よりはるかに出会う頻度が高い体験として、自分の周囲で起こること、のみならず時には世界で起こることすべて関連し合っていると感じられるというものがある。次のケースは「すべて繋がっている」という表現でこの体験を語っている。

Case 1329

　あのとき○○をしたから××が起きて、その××が△△の引き金となり、そのせいで□□が発生する。というような、物事がすべて連鎖しているように思えることがあります。僕にはこの世のすべての事象がすべて繋がっているというか、すべてが互いに関連し合っているというか、もっと言えば、そうなるように何かが仕組んでいるように思えて仕方がありません。たとえば、〜〜という結末の未来になるために、現在の事象はすべて仕組まれている。僕はそういうことに気づいたというか、妄想なのかも知れませんが、そのせいで自分が何をやっても未来は変わらないというか、何をやっても無駄に思えるというか、いっそのこと死ん

でしまったほうがいいんじゃないかとか、全然楽しくないのに苦しむために生きているなら、もう全部なくなってしまえばいいとか、思うことがあります。

　先生は生きてて何が楽しいですか？　僕は何も楽しいとは思えません。楽しいと感じている中にも、どこかで同時に苦しみも発生しているというか。楽しいのに苦しいというか。といいますか、なんで人間は生きていると思いますか？　苦しんで苦しんで、なお生きようとするのはなぜですか？　なんで僕はここまで思っているのに死なないのですか？　不思議でなりません。

　「すべて繋がっている」ことの背景としての「そうなるように何かが仕組んでいる」という彼の表現からは、他律の主体である何らかの巨大な力が彼の意識の中で具体化しつつあることも窺われるが、それは本人が「もっと言えば」としてつけ加えていることからわかるように、原体験は「すべて繋がっている」という、漠然とした他律感であり、「何かが仕組んでいる」というのは、その他律感を人に説明するための彼自身の解釈ないしは比喩にすぎない。

　そして彼は、生きることに絶望している。すべて繋がっている、仕組まれているという感覚が、当事者にとっては非常に辛い体験であることがわかる。先のCase 1573, Case 3674 でも強い辛さの自覚が述べられていたように、他律は当事者にとって時に死に匹敵するほどに辛い体験なのである。統合失調症の症状のうち、たとえば「お前を殺す」というような幻聴がとても辛いことはある程度は健常者にも追体験による感情移入が可能だが、他律や無律、特に離人という体験が、なぜそこまでに辛いのかは、追体験による理解は困難である。他律や無律に伴う本人の苦悩は当事者の語りに真摯に耳を傾けることによって初めて認識できることに診察者は留意すべきであろう。

　また、統合失調症に典型的な妄想として、より具体的に、大きな組織による陰謀が世の中で進んでいる、というものがあるが、これは上の Case 1329 の「そうなるように何かが仕組んでいる」という表現と密接な関連がある。するとその種の妄想は他律体験から発展して構築されたものであると解釈することができる。

　次のケースも他律と予定体験の密接な関係を示唆している。

Case 2353

　頭の中で不思議なことが起きます。まず一つは、私と誰か、もしくは誰かと誰かが勝手に会話を始めます。その内容も、双方の受け答えも、私には予測できません。他人の会話を聞いているように話が進んでいきます。それはしばらくすると収まります。またそれと似た感じで、誰かが話しているのを聞いているとき、その人が次に発する言葉がわかってしまいます。と言うよりも、発言した途端「やっぱりそれを言うんだ」と感じます。それがずっと連続します。

　前半の、「頭の中で勝手に始まる会話」は、幻聴系の症状である。会話するのは自分の場合があるように彼は述べているが、だがその「自分」が何を話すか予測できないとなると、自分の意志によるコントロールからは逸脱していて、はたして何をもってそれが「自分」であると自覚しているのかは追体験困難である。この現象は自他の区別が曖昧ないし混乱していると見ることもできるし、他律の一型と見ることもできる。

　予定体験との関連は後半、「人が発言した内容が自分の予想通りと感じる」という体験に認められる。そしてこの Case 2353 で特に注意すべきは、前半の体験と後半の体験が「似た感じ」と述べている点である。前半では「頭の中で勝手に始まる会話」については内容が予測できないと感じているのに対し、後半は予測通りと感じているのは、一見すると全く逆であるが、にもかかわらず似た体験であると自覚していることから、本人は両者の背後にある他律感を感じ取っていることが読み取れる。

　予定体験は、先の島崎の Case 弘のように明確に語られるのはやはり例外的で、他律、すなわち自律性が失われ何らかの力によって動かされているという原体験が当事者一人ひとりによって様々な表現で語られ、その語られ方の一つとして予定体験が位置づけられるというのが事実の最も正確な描写であると思われる。

◆無律としての両価性

　ブロイラーが統合失調症の基本障害の一つとして挙げた両価性は、相反する

思いが同時に現れるという体験であるとされる。自分のものではない精神作用（思考、感情、意志など）がひとりでに立ち現れるという体験を無律と呼ぶとすれば、両価性もその一つの特殊な形の現れとして理解することができる。典型的と言えるのは次の二例のような体験である。

Case 1329

僕は不思議な気持ちに陥ることが多々あります。楽しいのと楽しくないのが同時にあったり、好きなのと嫌いなのが同時にあったり、対極をなす感情や価値観が同時に発生する不思議な気持ちに陥るときがあります。

Case 1462

両価性の概念というものが自分にもあることに気づきました。頭の中の二極化した概念について、現在自分としてはどちらに重きを置いているのか、その判断基準がいつしかどこかへ消えてしまったような感じがして、自分の考えで行動しているという感覚がほとんどありません。瞬間瞬間でどの意見を採用したらよいのか自分でわからず、面と向かった会話や電話のあとは自分が妙なことを言ったのではないかという不安が強く残り、何時間も考え込んでしまうことがあります。その対策に、朝起きて自分の考えをメモしておいても、夕方に見るとそれが他人の意見のような気がしてしまいます。

両価性が無律の一型であれば、相反するとまでは言えない思いが立ち現れるという体験もありうるはずである。次の二例はそれに当たると考えることができる。

Case 2065

あり得ないことを思いついたり、考えたことと反対のことを思いつく。

Case 0366

頭が急にぼうっとしてお金を使いたくなり、理由もないのにそんなことをしたくなるのは変だと思いつつ店に入ったものの、買うものを決められずいつまでもうろついたりしてしまいます。

　本来の自分の思いとは異なる思いが発生する。そうであれば、その思いはランダムな内容であっていいはずで、現にランダムであるかもしれないが、発生した思いが本来の思いと相反する内容であったときに特に強烈に自覚されるというのは十分にありうることである。そしてそうした強烈さを伴う体験は当事者から語られる機会が多くなるであろう。この事情は予定体験と同様で、当事者が語りやすい（それは言葉にしやすかったり、強烈な体験でどうしても訴えたくなるなどの理由による）体験は、頻度が高い症状とみなされ、逆に語られにくい体験は頻度が低い症状とみなされることは否定できない。

　同じような事情で、発生した思いが強く攻撃的なものであるとき、当事者本人にとっても周囲にとっても深刻なものになる。

Case 1497

　猫を飼っていますが、可愛さのあまり首を絞めて殺そうとしたことが何度かありました。理由は可愛いからとしか言いようがありません。結局いつも殺すことはなく、この直後に我に返り、なんてことをしたんだろうと深く落ち込みます。猫は今も元気です。

　猫を絞め殺そうとする行動は、猫を可愛いと思う気持ちと正反対である。本人は可愛いと思う気持ちこそが自分の本当の気持ちであると認識しており、したがって絞め殺そうとするのは自分の本来の意志ではないのにそうしてしまったことで強く落ち込んでいる。他律による行動とはすなわち自分の本来の意志とは異質の行動であるから、その行動が他人を傷つける性質のものであったとき、本人にとっても他人にとっても不幸な状況が現れる。その究極の実例は犯罪で、刑事裁判の法廷は、ある行為に及んだ当事者の心理状態が徹底的に追求される貴重な場になっている。

◆意志の他律

　不幸にも統合失調症の当事者が精神症状の影響と思われる触法行為をし、起訴されて刑事裁判になったとき、しばしば論点となるのが、その犯行が幻聴の命令によって行われたか否かである。そのような実際の裁判例は多数あるが、

典型的には次のようなケースである（公刊されている判決文からの引用）。

Case（わ）1795 ［判例］

事件当日，朝刊を配り終わって帰る途中，幻聴から，母と妹を殺せと命令された。私は，家族を殺すことはできなかったので，そのときは我慢して耐えたが，罰はなかった。幻聴の命令に背くのは怖かったが，どうしても家族を殺すことはできなかったので，無視しようと思った。次の幻聴で，「5人ぐらい人を殺せ。」「もし，それができなかったら，お前を殺すぞ。」という命令が入った。私は，そのとき，恐怖で，全身が震えて，どうしようもなくて，もう人を殺すしかないと諦めて，今回の事件を起こすことにした。

そして彼は複数の人間を殺傷するのであるが、このような場合法廷では、彼はその「殺せ」という幻聴に自分の意志で逆らうことができたか・できなかったか、ということをめぐって、検察官と弁護人の間で激しく争われるのが常である。この裁判の実際の経過は注に譲り[4]、ここでは以下、意志の他律という観点から、統合失調症当事者における幻聴と行為の関係についての考察を試みる。

たとえばこういうケースから考えてみる。

Case 1889

頭の中に、同じ言葉だけが自分の意志と関係なく浮かんでくるんです。殺せ、殺せという言葉だけが。でも今通っている病院には、その言葉が浮かんできていることは怖くて言えません。

仮にこの「殺せ」という言葉に従って行動に出てしまったとき、その行動に至る当事者の心理をどう考えるか。それは難問であるが、一つ確実に言えるのは、「健常者が誰かから「殺せ」と命令されて殺した場合とは全く異なる」ということである。本書2章でも述べた通り、統合失調症の幻覚は偽幻覚であって、偽幻覚という語の意味するところは「真の知覚とは異なる性質を持つ幻覚」ということまでであるが、さらに踏み込めば、統合失調症の幻聴が他律の一つの現れであるというメカニズムを見出すことができることはすでに論じた通りで

JCOPY 498-22928

ある。当事者の体験の本質は「声」ではなく、このケースが述べているように「自分の意志とは関係なく浮かんでくる」という、自律性の喪失＝無律なのである。彼女はさらにこう述べている。

その言葉が頭に浮かんでくると、手足はうまく動かなくなり、痺れたような感覚？ になり、他のことを考えようとしてもその言葉が浮かんできて、悪寒がします。集中できなくなり、頭が霧の中にいるみたいな感覚になります。女友達や家族とともに、遊び、楽しいときは忘れているのですが、その場を離れた途端また出てきます。子供の漫画番組の戦闘番組キャラクターや怖そうな絵画を見ただけで、その言葉、「殺せ」が頭の中に浮かび、震えています。

このような語りから読み取れるのは、自分の意志とは異なる恐ろしい言葉がひとりでに頭に浮かぶことへの違和感と恐怖感である[5]。次の二つのケースも類似している。

Case 0499

別人格が私の中にいて、私の口を通して話し掛けてきます。身体も動かされます。話す内容は「お前の母さんを殺したら病気が治るぞ」「死んでしまえ」などです。口の中が常に痺れていて、それが別人格が話そうとしている合図となっています。別人格が話してる間、私には意識がちゃんとあり、私の考えていることが筒抜けで別人格に伝わっていて、それに対して返事をしてきます。内容が脅迫じみているのでとても困っています。

Case 3223

いつからなのかは正直もう忘れてしまいましたが、気づいたときから私が思ってること、考えてることに対して、頭の中から否定的な言葉や、怖い言葉（具体的に言えば、死ね、死ぬ、消えろなど）の声が聞こえてきます。ざわざわと頭の中が騒がしかったり、たまに問い掛けるような声が聞こえてくるときもあります。これはいったい何なのでしょうか…？ 最近、特に酷くなっている気がして、特に夜寝ようとすると不安感に襲われて、このような声が大きく聞こえてきます。自分の中ではどうすればよいのかわからず、自分がこんなことを考えていること

に自己嫌悪し、「私はそんなこと思ってない！ 考えてない！」と声に対して否定しても治まることはなく、繰り返し怖い言葉が聞こえてきます。かと言ってこんなこと誰にも相談できず、でも怖くてしょうがなくなりネットで調べて見つけたこちらに質問させていただきました。まとまりのない文章で申し訳ありません。私はどうしてしまったのでしょうか…？ これからどうすればよいのでしょうか…？

　次のケースは母親からの報告である。

Case 1290

　「お父さんを殺せ、お母さんを殺せと自分の心の中の悪いやつが言っている」と時々言うようになりました。「心の中の悪いやつが…と言っている」と言うことが増えてきました。これは、第三者の声が聞こえてくるときもあるが、ほとんどはそのような気持ちがわいてくるような感じということでした。

　Case 1889 から Case 1290 までの 4 例は、自分の意志とは異なる言葉の発生を自覚しているという点は共通している。但し Case 1889 は「言葉が浮かぶ」という体験、Case 0499 と Case 3223 は他者の言葉を感知するという体験、そして Case 1290 はその両方という体験になっている。Case 0499 の「感知」が幻聴なのか独語なのかは今ひとつはっきりしないが、本書 1 章で示した通り、幻聴と独語は区別し難い連続性を持っており、同じ一つの症状の異なる現れ方にすぎないのであるから、幻聴か独語かと議論することにはあまり意味はない。そしてその「同じ一つの症状」の本質は他律である。「身体も動かされます」という、運動の他律が併存していることもそれを裏づけている。

　Case 1889 や Case 0499 が、仮に実際に人を襲撃した場合、形式的には「殺せ」という言葉を聞いてそれに従ったという行動化であっても、それはあくまで形式にすぎず、行動の本質は他律なのであるから、言葉や幻聴は副次的なものにすぎない。したがって言葉の感知という自覚があってもなくても本質的には同じである。統合失調症の当事者が突然人や物に対して攻撃するという行動に出たとき、それは感情の障害ないしは衝動性の亢進によるとされることが多いが、それもまた形式的な解釈であって、他律の一つの現れと見るほうが適

JCOPY 498-22928

切である。睡眠中の内妻を絞殺した次のケースを島崎は、他律が衝動的動作として現れた行為であるとしている[6]。

Case 三郎［島崎］

事件は自分では不可抗力と思う。何かしらん自分の力以外のもので動かされた。手を下す前3, 40分ためらっていた。女を危険からかばおうとする気持が自分にあった。女が自分に向って以心伝心に、誰かが二人を殺すと言っているように感じた。二人がねらわれていると感じた。女を殺さなければ自分が殺されるという風にひびいた。女を殺しお前も殺すといった。命令といってもよい。手向う余地は全くなかった。せざるを得ないというような力が動いた。「女を殺せ」という声がひびいた。細紐でしめて殺した。あとは平気で、芝居でもしているようだった。今でも可哀そうなことをしたとは考えるけど、自分がしたという実感はない。何となく不自然だ。

彼は「女を殺せ」という幻聴を体験している。しかし殺害という行動は、この幻聴と結びつけるのではなく、他律の結果とするほうが本質を突いている。このケースをそのまま引用している安永1978: 69 も、幻聴にはあまり言及せず、「芝居でもしているようだった」「何となく不自然だ」という部分こそが、純粋な「させられ」の構造を示すものであると指摘している。「芝居」「不自然」という言葉に象徴される困惑は、当事者がこのとき体験していた他律感を反映している。「女を危険からかばおうとする気持が自分にあった」というように、本来の意志の自覚が残されていたことからも、殺害が他律によるものであることを物語っている。

次のようなケースも慎重な考察が必要である。

Case 4052

駅のホームなど人が多い場所では、水の中にいるような現実味のない感覚を味わうようになり、学校へ行こうとするとモヤモヤした気持ちが広がって、常に死ぬことばかりを考えていました。次第に実際の悪口なのか勘違いなのか判断がつきにくくなっていき、誰かに一言でも悪口を言われたら、その相手を刺してやろうと鞄にナイフを入れていたときもあったほどです。

　仮にこのケースが、見知らぬ人から悪口を言われたと感じ、実際にナイフで
その人を刺したとする。このとき、最も単純でわかりやすい理解は、「悪口の幻
聴が聞こえ、それに憤慨し、悪口を言った（と誤認した）人を刺した」というス
トーリーであろう。しかしそれは健常者の立場で幻聴というものを追体験した
ときの解釈であって、実際にはこの Case 4052 の体験は幻聴だけではなく、「水
の中にいるような現実味のない感覚を味わう」という離人、それに密接に関連
すると思われる「常に死ぬことばかりを考える」という強い希死念慮、「悪口か
勘違いかわからない」という起点を逸脱した悪意あるメッセージ、という複数
から成っている。それらの複合結果として行動が発生するのであって、幻聴と
いう一つの体験だけを取り出して結果としての行動との関係を理解するのは、
健常者が追体験できる部分だけに着目し、他の体験を根拠なく無視する姿勢に
ほかならず、人間の意志行動についての全く不当な単純化である。

　次のケースも類似しているが、より複雑な体験と思考に発展している。そし
て、より危険な香りが漂っている。

Case 3636

　最近、うまく言えないのですが突然想像の中に入り込んでしまい、その中で起
こる事柄に激昂して瞬間的に身体が動くことが多くあり困っています。

　通りすがりの知らない人が突然殴ってくるのではないか、車道に私を突き出す
のではないか、私を馬鹿にして笑っている。急にそんなことが浮かびます。だか
ら私は「やめて下さい」と冷静に対応するのですが、それでも相手はやめません
し、「うるさいデブ」「気持ち悪い」などと私に暴言を吐くのです。だから私は何度
か我慢して冷静に対応するのですが、それでも続くようなら仕方がないのでその
人を殺さなければいけません。人を不快にする人は、きっと他の人も不快にして
いるからです。他の人に「悪いことだ」と非難されますが、相手が私に危害を加え
なければ殺さなくても済んだので仕方がないと思います（ここまでは頭の中での
出来事で、はっと途中で気づきます）。でも、頭の中でその人に何かされた瞬間、
現実に頭が真っ白になり手や歯に力が入り、耐えないと身体が動いて殴ってしま
いそうになるのです。最近段々と頻度が上がっていき、噛み締めすぎて歯が欠け
ました。

　今までは自殺概念、自傷行為だけでした。だけど2年前位から殺人衝動にから
れることのほうが増えました。殺されても仕方ないことをしているので殺しても
悪くないと思います。でも悪いと思うこともあり、そのときは人に危害を加える
前に私が死ぬべきだと思います。なんで私が知らない人のために死ななきゃいけ
ないのでしょうか？　頭の中に父の声が聞こえてイライラして、なんで死なない
のか不思議で仕方ありません。

　当たって欲しくない推測だが、このケースは自殺するかもしれないし、殺人
を犯すかもしれない。どちらの行動が起きたとしても、その動機は不可解とさ
れるであろう。あるいは、被害妄想に基づき自分に危害を加えたと信じた相手
への復讐としての殺人とみなされるかもしれないが、それは彼の複雑な心理と
行動の中から健常者に追体験しやすい、わかりやすい部分だけを切り取った不
当な単純化であることは一つ前の Case 4052 について述べた通りである。ある
いはまた、「突然想像の中に入り込んでしまい」という部分に着目し、想像が短
絡的に行動に移された衝動的な行為とみなされるかもしれないが、それもまた
同様に不当な単純化である。この Case 3636 の体験全体を見れば、健常者には
追体験し難い部分が相当にあり、そのような部分と、ある程度は追体験できる
部分の両方を総合して初めて彼女の行動の理解に繋がるのである。そして総合
して見えてくる全体像は、他律という原体験と、それを当事者が言葉にして表
現した部分で、その表現の中には彼女の健常部分による反応と、他律そのもの
を既存の言葉に近似させて表現したものが混在している。

◆知覚の他律

本章冒頭に引用した島崎敏樹の記載を再掲する[1]。

　　我々の精神作用は、それが思考であっても動作であっても、すべて自我の活
　　動に基づくと体験される。即ち自分が考えるのであり自分が行うのであって、
　　自我が自主的に精神活動を営んでいると意識される。これが人格の自律性の意
　　識である。

　島崎は、健常人ではあまりに自明で普通は意識さえされないこの「自律性の意識」が損なわれることが統合失調症の本質であるとして「他律」と名づけ、それが統合失調症の思考、意志、感情などに幅広く現れることを示している。

　一方、知覚については、もちろん知覚するのは自分であるが、知覚される対象は外界に存在するのであるから、少なくとも本人の主観としては、自分は外界からのインプットを受身的に感知しており、能動的ないしは自律的な精神活動とは意識されていない。すると知覚とは本来が他律的なものであって、異常体験としての他律というものはそもそもあり得ないように思える。だが次のような体験はどうか。

Case 2065

　不安が抑えきれなくなると、周囲が色鮮やかに迫って見える。周りの光がギラギラすることがある。ギラギラしすぎて白くて周りが一瞬見えなくなることもある。

　これは知覚過敏と呼ばれる体験で、統合失調症の初期の症状として現れうることはよく知られている。この Case 2065 は視覚の過敏であるが、もちろん聴覚の過敏を訴えるケースもあり、むしろそのほうが臨床的には多く出会う。

Case 1574

　周りの自分の意志とは関係なくあらゆる音や声が自分に入ってくる感覚が起こり、不安や焦りが始まりました。

Case 4054

　まわりの音が過敏に入ってきて大きな音を立てられると、身体のバランスを崩すほどに反応し動揺してしまう。

　聴覚に過敏になるのは健常者にも十分にありうることであるから、「聴覚過敏」という言葉でまとめてしまうと非特異的な症状と言わざるを得ないが、上の Case 1574 のように音や声が「自分に入ってくる」というように自我の境界が崩れるニュアンスで表現されたり、Case 4054 での「身体のバランスを崩すほ

どに」というように単なる過敏という次元を超えたレベルになったりすると、健常者の聴覚過敏との異質性が明らかになり、統合失調症の発症を疑う十分な根拠になりうる。いずれも、普通であれば自然な受身的体験として自覚される知覚が、他律感を持って迫ってきているのである。そしてその知覚に意味づけがなされれば、統合失調症と診断するかなり強い根拠になる。実例は多数挙げることができる。

Case 2288

人がたくさんいる所へ行き、笑い声などが聞こえると悪口を言われてる気がしてなりません。

Case 3812

電車の中でヒソヒソ声が自分への悪口に聞こえたり、

Case 2928

部屋にいると家族の話し声が悪口に聞こえて仕方ありません。

統合失調症の初期に非常によく見られるこうした幻聴系の体験も広い意味では聴覚過敏と呼ぶことが可能で、すると知覚も他律の延長線上に位置づけることができる。

これらに相当する視覚領域の体験も多い。いずれも本書2章幻視論で示したケースである。

Case 2695

みんなの視線が刺さっているように思います。

Case 2030

なんとなくジロジロ見られているような気がする。

Case 2167

みんなが私を訝しげな目で見ている。みんなが変なものを見るような目で見ている。

　知覚のうち、聴覚の対象である「音」は人にとって特に侵入的なものである。「声」となればさらに侵入的で、健常者にとっても、周囲で他人が話しているとうるさく不快に感じるのはごくありふれた体験である。それに対し視覚の対象は、普通は「ただそこにある」という中立的なものと感じられ、侵入的ではない。但し視線は例外で、他人が自分を見ているというのはしばしばとても気になり、不快になるものである。統合失調症において、幻聴系の体験は「人の声」が圧倒的に多く、幻視系の体験は「視線」が圧倒的に多いことの背景はここにあると思われる。幻聴系も幻視系も、その原体験は他律の自覚であって、その他律感は、聴覚領域でも視覚領域でも、侵入的なものに具体化されて体験されているのである。

　知覚とは異なるが類似したものとして「体感」がある。

Case 2049

　最近、静かな授業中に自分が叫んでしまいそうな感じがして、とても怖くなってしまいます。もしくは、本当は叫んでいるのだけれど、気づいていないのは自分だけな感じがします。そのほかにも、様々な変な感じがします。たとえば、鎖骨をぐりぐり触られているような感じ（とても嫌に感じます）。自分の指の関節を嚙んで外したい。自分がいま見ているものが、場所が、よくわからなくなる。

　「鎖骨をぐりぐり触られているような感じ」は体感幻覚である。「自分が叫んでしまいそうな感じ」「本当は叫んでいるのだけれど、気づいていないのは自分だけな感じ」「自分がいま見ているものが、場所が、よくわからなくなる」という他律（ないしは無律）が同時に語られており、併存するこの体感幻覚も他律の一つの現れと見るのが適切である。

JCOPY 498-22928

Case 4059

　幻聴があり、その言葉に従い、指定された場所へ行ったりしました。

　今度は体の中に何かが入り込んだ感覚があり、それが、背中や腰に動き、非常に重くなったりしました。私には私に幻聴を起こしたものが、体に入り込み、何かに取り憑かれたと、思われました。それが半年続きました。

　幻聴の命令に従った行動、何かに取り憑かれた感じはいずれも典型的な他律であり、「体の中に何かが入り込んだ感覚があり、それが、背中や腰に動き、非常に重くなる」という体感幻覚も現れている。やはり「他律」で統一的に理解することが適切である。

　次のケースは、体感幻覚から他の症状が派生していくという経過を取っている。

Case 3175

　現在20歳代、精神科に通っている無職の男性です。ことの始まりは高校生のころ、引きこもっていて他人とつき合うことがほとんどなかった時期があり、その1年後、体中の感覚が過敏になり始め、動くたびに違和感を感じ始めました。半年経ったころには、体の背中辺りから、悪寒のようなものが四六時中出始め、外出時は常に緊張していないと、その悪寒に全身が飲まれてしまうような気がしてしまい、さらに、それが相手にも悪影響を与えるんじゃないかと神経を張っていて、家に帰るころにはへとへとになってしまいます。

　最初の変調は引きこもり。そして体感幻覚が現れる。さらにはそれが他人に影響するという体験もしている（これは「逆他律」として後述する）。

　家では、その悪寒によって体が汚れたような、淀んだ感覚を取りたいために、一日に何度もお風呂で体を洗っていました。その後アルバイトをし始め、多くの人と接触を持つようになり始めたころから、どんどん違和感が自分で抑えられなくなり、淀んだ感覚が他人に伝わった感じがし始めたころから、周りの人が出す咳が自分のせいだと思ってしまいまた引きこもってしまいました。

　体感幻覚の苦痛は強まり、さらにはそれが周囲に伝わって咳をさせているという思いにまで発展している。

　その半年後、自動車工場のライン作業の仕事を始め、最初は悪寒はなんとか抑えられたのですが、しだいに限界が来て、今度は幻聴が起こり始めました。その幻聴は自分をののしり始め、それを周りに聞こえるように自分がしゃべり、それが周りの人達に聞こえると思いパニックになり病院に運ばれ、仕事を辞めました。

　ついに幻聴が出現する。ほぼ同時に、自律性を失った独語によって幻聴の内容が外界に出てしまっていると感じている。

　その後、精神科に通うようになり始めたのですが、自分が病気だという実感が持てなくて、通うのをやめてしまいまた仕事をし始めたのですが、どうしても長続きせず、さすがにこれは病院に通うべきだと思い、三年ほど通っています。
　今の自分の症状は、自覚しているのは、•自分とそれ以外の境界線が曖昧になる　•心の声が他人に聞こえてしまう気がする　•自分の体の感覚が制御できなくなる　•体中に淀んだ感覚がまとわりついている、といったところです。

　自他の境界の崩れ（あるいは透過性の亢進）は、統合失調症の基本障害としてしばしば指摘される現象だが、このように当事者本人が「自分とそれ以外の境界線が曖昧になる」という言葉で表現するのは比較的珍しく、それをより具体化した体験として語るケースのほうがはるかに多い。この Case 3175 の「心の声が他人に聞こえてしまう」がその「具体化した体験」の典型例である。「自分の体の感覚が制御できなくなる」については、自我境界の崩れと呼ぶことは不可能ではないが、単なる境界の崩れにとどまらず、制御不能感が自覚されているから、他律と呼ぶほうがニュアンス的にも合っているであろう。「体中に淀んだ感覚がまとわりついている」は体感幻覚と呼ぶのにふさわしいが、その延長線上の体験として「自分の体の感覚が制御できなくなる」が現れていることからすれば、体感幻覚を初めとするこの Case 3175 の一見多彩な症状は、いずれも他律の現れとして理解することができる。

◆逆他律

　そして、逆他律と呼ぶべき症状もある。自分が外界を動かしているという感覚である。

Case 1471

　私は、悲しい事件や自然災害を見ると、自分が強く念じたり考えたりしたせいだ、というふうに考えてしまいます。また、体感幻覚で、エネルギーの塊のようなものが体の回りで動いているのですが、たまにそれをバタバタと苦しんで暴れている手のように感じたりして、今まさに誰かに害を加えているのではないかと思ってしまいます。

　大事故や大災害が発生すると、それは自分が起こしたのだと訴え出る統合失調症の当事者が必ず存在する。中には警察に自首する人もいる。さらには罪悪感から自殺に至ることさえある。すなわち統合失調症においては、典型的な他律である自分の精神活動が外界から影響される・コントロールされるという体験のほかに、それとは全く逆に、外界が自分の精神活動に影響される・コントロールされるという体験も存在する。この一見すると正反対な現象は、「自我境界の崩れ」という概念で要約するのが適切のようにも思える。すなわち、本書1章で示した建物の比喩のように、本来なら堅牢な壁（＝内界と外界の境界）が崩れる、ないしは透過性が増すことによって、外界と内界が交通する状態になってしまったのと同様のことが発生していると考えるとそれなりに説明がつく。
　そして、統合失調症ではこの正反対な現象が同時的にも存在しうるという一見すると奇妙な事実がある。たとえば次のようなケース。

Case 0814

　最近では私の近くに座った人が苦しい、窒息する、酸素が足らない、息ができない、などと言っている気がします。なぜ息ができないのでしょうか。

　これは自分が他人に影響している、すなわち、自→他（内界→外界）という方向性のある体験である。但し、「なぜ息ができないのでしょうか」と述べてい

ることから明らかなように、具体的に何がどのように影響しているかはわからず困惑している。この人はさらに次のような体験もしている。

ドラゴンボールのことを考えながら歩いていると、近くにいた数人の女子がなぜかちょうどドラゴンボールの話をしていてとても恐ろしくなりました。

　これも方向性は同じように自→他（内界→外界）であるが、その方向に動くものが自分の思考であると感じており、具体性が現れている。
　他方でこの人は同時に、次のような逆方向の体験もしている。

自動車教習所でパソコンのテストを受けているときにも画面の文字に集中しようとするのですが、意識が分裂する感じで画面の文章はなかなか理解できません。意識が文字に集中せず外部の情報を常に受けている感じです。

　「外部の情報を受けている」は、文字通り、他→自（外界→内界）であり、「近くの人が息ができない」「ドラゴンボールのことを話している」とは逆方向の体験である。彼はこれに続けて次のように述べる。

おそらくこのような状態のときに近くの人が息苦しくなったりするのではないでしょうか。

　このように、正反対に見える自→他と他→自（内界→外界と外界→内界と言ってもよい）の体験は、いわば円環構造を取っているかのように、互いに互いを強化する形で確信を強めているのである。これは「自我境界の崩れ」という静的な現象だけでは説明しきれず、動的な概念の導入を必要とする事態である。「他律」とともに「逆他律」という不自然な造語をわれわれが用いているのは、そのような動的な要素を含んだ言葉としてである。
　この Case 0814 はさらに次のようにも述べている。

家族と映画を見に行ったときには自分が自分でないような気がしたり、意識の膜が張っているような感じで内容もよくわからなかったし、ぼーっとした感じが続

き、とても不安になります。この感覚は昔からあり、授業中にも出てくるためとても不安になります。意識を先生の話に集中しても周りからの情報が常に同時に入ってくる感じで、わけがわからなくなります。

　前半はかなり典型的な離人すなわち無律である。そしてこの無律が当事者の中では他→自である他律に連続的に移行している。すると無律もまた、他律⇄逆他律という円環構造の一部として存在すると見ることができる。この円環構造は当事者の存在自体をからめ取り、死にさえ導くまでの苦悩をもたらす。このCase 0814も自殺しかけている。

犬の散歩をしているとそのとき、あらかじめ私が現れる時間を計算していた車が私の精神を破壊するために私の横に停まり、私は何がなんだかわからなくなり、なぜこの車は私の行動がわかるのかという不安に襲われ恐ろしくなりました。その頃から眠れなくなり早朝になると無意識に窓から飛び降りそうになったこともあります。現在でも散歩中に不自然なところに車が停車するので私を観察しているのではないかと心配です。

　ここに見られるのは深い苦悩とともに、「停まっている自動車が自分を監視している」という、本書2章で幻視系としたのと同じ体験である。幻視系は、体験が視覚領域のものであることに着目した命名だが、本章のここまでの文脈に従えば、「外界（自動車）が自分を監視している」という他律として捉えることもできるし、「あらかじめ私が現れる時間に合わせて外界が動いている」という形の逆他律として捉えることもできる。さらには本来自分には無関係の自動車を自分に関係づけていることから関係念慮や関係妄想とすることもでき、停車している自動車という知覚に異常な意味づけをしていることから妄想知覚（3章の「自動車妄想知覚」）とすることもできる。このように統合失調症の症状間に互いに区別し難い連続性が見て取れることがしばしばあることからは、一見するとバラバラのように見える症状もそれはただ連続性が隠されているだけで、実際には同じ原体験が、当事者の言葉の表現の違いによって独立した別々の症状であるかのように見えているというのが真実かもしれない。さらには言葉に成型される前の原体験そのものに連続性があると考えられる場合もある。本書

1 章に示したように、幻聴と独語が実は本質を共有する症状であることが、その顕著な一例である。

次のようなケースも逆他律の概念枠で捉えることができる。

Case 2347

私は凄く臭いです。私の全身からは、腐乱臭がします。それが気になって気になって、仕方ありません。なぜ、臭いと思うのかというと　●塾に行っているときに後ろから、「臭い」という言葉が何度か聞こえる　●家族でも、ふいに「臭い」と小声で聞こえる　●塾で私が一人教室にいるとき、「ゴワンゴワン」という音が聞こえたのですが、きっとそれは私の臭いを消すための特別な装置（換気みたいな）　●私が塾の教室にいれば、必ずクーラーをまわす　●家族は、私がこたつに入っていたり近くにいたりすると鼻を度々つまむ（他人もそうです）　●電車で誰も私の隣に座ってくれない（結構ぎゅうぎゅうでも）　などです。

自己臭症と呼ばれている体験である。自己臭症は、単独の症候として現れる場合もあるが、統合失調症の前駆症状であったり、あるいは統合失調症の発症後の症状の一つして現れる場合もしばしばある。自己臭症という症状の重要な点は、「自分は臭い」という強い確信を訴えるものの、においそのものを当事者が感知しているということはむしろ少なく、確信の根拠は周囲の人々の反応であることが大部分であることである。この Case 2347 でも「なぜ、臭いと思うのかというと」として当事者が列記している内容はいずれも周囲の人々の言動である。言い換えれば、自分が他者に影響しているという逆他律である。この影響は、においだけの形を取るとは限らない。

Case 1472

私の症状は、私が原因で周りの人が咳、クシャミ、鼻水など花粉症のような症状が起こると思っているということです。そのことで周りの人に迷惑がかかることに耐えられず、会社を辞めてしまいました。私は本当に咳、鼻水などが起こると考えていますが、そんなことあり得ないし、それが自分のせいだと思うこと自体が問題だと、両親に精神科にかかることを勧められ、先日受診しました。ちなみに、咳、鼻水は幻覚を見ているわけではないと、彼、両親ともに確認済みです

し、会社では、咳、鼻水を止める薬を飲む人が何人もでてきました（それでも普通に接してくれるので、本当に申し訳ないと思う反面、やはり咳をされるのが辛くて辞めてしまいました）。もちろん普通に考えればあり得ないのはわかっていますし、精神的なもののほうが数段楽なのでは？ なんて色々な思いがありますが、やはり、自分がいると咳などが止まらなくなる人が異常に多いと感じるのです。

　かつて藤縄昭は自己臭症を臨床的に綿密に観察し、「自分のなかのなにものかが、自分から漏れて他人に知られ、あるいは他人に影響をおよぼす」という性質を抽出し、思考伝播、考想化声、独語妄想（「人前で知らないうちに独りごとを言ってしまって、考えていることを知られた」という確信。本書26ページ Case 3296 に当たる）、寝言妄想（「寝言を言ってしまって、考えていることを知られた」という確信。本書27ページ Case 0717 に当たる）などと一括し、自我漏洩症状群と名づけた[7]。
　ここにもまた、統合失調症に見られる症状相互の重なりを見出すことができる。自我漏洩症状群は、いずれも逆他律としても捉えられる一方で、当事者が直接に感知しているのは他人の言動であることから、幻聴系や幻視系の体験であるとしても捉えられる。
　本章冒頭で述べた通り、他律とは人格の自律性の意識の喪失である。その最も鮮やかな例は、他人に思考や運動があやつられるというさせられ体験であった。「あやつられる」というと、100% コントロールされるというニュアンスがあるが、実際はそうとは限らず、思考や運動が他人からの影響を受けるという被影響体験までを幅広く包括するのが他律という概念である。逆他律とは文字通りその逆に、自分が他人の思考や運動に影響するという体験で、その影響を媒介するなにものか（自己臭症ではにおい、独語妄想では発語、思考伝播では空間を走る思考）に着目すれば自我漏洩という言葉が適切となり、結果としての他人が変化するという事態に着目すれば逆他律となり、他人に表れる変化そのものに着目すれば幻聴系、幻視系となる。
　他律が不気味で苦しい体験であることは健常者にも理解できるが、追体験困難な無律（離人など）も同様か、時にはその苦しさは死を考えるレベルであることが、前記（158ページ）の通り当事者の語りから感じ取れる。自律性が喪失

することは人間にとって、自分という存在そのものを脅かす深刻な事態なのである。そして他人が自律性を喪失していることもまた、不気味で恐ろしい事態であることは想像に難くない。

Case 4049

　周囲の人間はテーブルや椅子のような無機質なモノみたいです。

　これはまさに他人における自律性の喪失感であるが、それよりはるかに頻度の高い、他人がみんなグルであるという体験も同様の概念枠で捉えることができる。

Case 2380

　家から一歩出れば私の知らないはずの他人が大勢で私を監視し、噂したり悪く思っているように感じます。

　このような、統合失調症にごくありふれた体験は、他人が自律性を失い、統一的な思考・意志を持って行動している状態として捉えることができる。この状態を当事者はしばしば、「みんなグルになっている」と呼ぶのである。

◆他律と思考障害

　統合失調症の症状としての思考障害とは、思考の内容の異常を指すのではなく、思考の論理の異常を指している。換言すれば、思考内容の障害ではなく思考形式の障害ということになる。思考そのものは目に見えないから、当事者の表出すなわち言葉や文章から異常性を判定することになるが、実際には思考の内容と形式が明確に分けられるかとなるとかなり難しいことが多い。形式に異常があれば、結果として内容も異常になることが理由の第一、形式の異常と内容の異常は多くの場合に併存することが理由の第二である。思考障害は統合失調症の病態の本質にかかわる重要な症状でありながら、幻覚や妄想に比べると脇役として扱われている感があることの背景にはこうした事情がある。それでもかなり純粋な思考障害（＝思考形式の障害）とされている症状はいくつかあ

る。その一つは思考促迫である。

Case 1573

　考えがまとまらない、脳が暴走する感じがする。（中略）夜寝る前など色々な考えが多く思い浮かび、制御できない感覚に襲われます。

Case 1549

　頭の中に言葉や過去の記憶が勝手に浮かんでくるようになりました。（中略）勝手に言葉の連想が始まり、それが止まらず、死にたいとさえ思うようになりました。

　思考が勝手に暴走するという思考促迫の訴えは、思考の内容が何であるかにかかわらず、とにかく思考が暴走すること自体が異常であるから、思考形式の障害と呼ぶのにふさわしい症状である。そして上の二例はどちらも本章の「思考の他律」で紹介したケースであり、思考促迫は主観的には他律感を伴うのが常である。

　一見すると思考促迫とは全く異なるが、思考の方向の統制不能、したがって思考の暴走と同質と解釈できる症状として、奇妙な語呂合わせがある。

Case 3555

　【拝啓】○○様への【申告】これらは単なるこじつけにすぎない「怪文書」であると「明言」します。何かが起きれば、「回文書」のように言葉が「逆さま」になり、「まさかさ」と思うような、「意味不明」な「事態」が起こるかもしれないということに「気づいて」、次は「築いて」ください。その「神」が「深刻」だと思われている「事態」「自体」に、「忌み」があるか「不明」だということです。「紙」に残るかもしれません。ただ、いまは「深刻」はなく、神は寛大なので「申告」されているだけです。神は「天罰」を与えるために「天災」を誰にも気づかれずに起こす「天才」だと思っています。でも神の「意思」はいつ「石」に変わるかわかりません。そして「次」の「告ぎ」がいつかはわかりません。その「時期」は「次期」です。「世」が「夜」に変わるかもしれません。「明言」は「名言」になるのか

もしれません。こちらは、名前も生年月日も言いにくいことから、匿名を希望しており、著作権などすべての権利は公的な立場の人間や、機関に譲りたい。すでに「放棄」しています。著作権が移ったということがメディアでの報道や裁判所の公示を行えば、私は知ることができるし、知っていて当然の状態になります。私は匿名ですが、そちらの連絡先はすべて把握できる状態です。なので、私はいつでも「公道」で「行動」を取ることができるということに「気づい」てください。そして「築いて」ください。これは「特命」を受けた「匿名」の活動です。すでに権利を「放棄」したので、その後、秩序が戻り、「法規」が整うのかもしれません。「権」を失ったので、「剣」を失うということかもしれません。これから「カオス」を越えて「静寂」を取り戻せる可能性があります。なので私は、周りから、「すごいな～」って言われるようになりたいです。でも、「匿名」なんです。でも、「至急」、「子宮」について問題に取り組むための「特命」なんです。 ちなみに、「以上」の後に起こることは「異常」なのかもしれません。今までの常識であった「正常」ではありませんから。ですが、「異常」は異なるというだけで、よい意味にも悪い意味にも捉えられます。「捉え」方を間違うと「捕らえ」られます。「誤魔化し」は「誤った悪魔に化し」ます。ですので、次期が「正常」であれば、「政情」に繋がるということです。そして、ピリオドなどと呼ばれたりする句読点は、「終了」を意味します。 以上。

　パソコンで文章を書いているとき、自分が打ち込んだ単語の思いもよらぬ誤変換に驚くことがある。たとえばいま私は「単語」と書いたが、このとき、「丹後」や「端午」という同音異義語があることは私の意識の外にあるから、ディスプレイにそうした単語が現れればはっとするし、時には逆に誤変換に全く気づかないことさえある。人は文章を意味的にまとまりのあるものとして認識しているから、その中に出現する単語については、たとえ同音異義語が存在してもそれは意識の外に追いやられ、目標とする正しい単語だけが意識を占めているのである。このように健常な脳には文脈に論理的に適合した言葉を自律的に選択する機能が備わっているが、この自律性が失われると、すなわち無律の状態になると、ワープロソフト誤変換と同じ現象が発生する。これが統合失調症の思考形式の障害の比較的純粋な形としての語呂合わせのメカニズムであると考えられる。

JCOPY 498-22928

　同音異義語に限らず、言葉とは常に多義的なものであり、人はその中からその時その時の文脈に合わせて適切な意味を抽出することで正常な言語交流が成立している。この過程は特に意識せずとも自動的に行われているが、ひとたび不具合が発生すると、奇妙な、時には滑稽な言語として立ち現れる。思考の直接の反映である言葉の意味が浮動的・不安定になり、乱れが発生しているということもできる。このとき、乱れが著しく強くなれば連合弛緩の外観を呈するし、ぎりぎりでまとまっていれば衒学的、衒奇的な外観を呈し、時にはわざとらしささえ感じられるものになる。上の Case 3555 がそのどれに当たるか、意見は分かれると思われるが、いずれにせよ思考形式の障害＝思考の直接の反映である言葉の意味が自律性を失い浮動的・不安定になっていることの現れであるということができる。

　他の症状との移行もある。たとえば、自分の横を通り過ぎた自動車のナンバーに「4」という数字があったのは自分が死ぬことを意味している、といった体験は、妄想知覚に分類されるのが常であるが、そこには語呂合わせの要素が確かにあるから、思考形式の障害に分類することも可能である。ここでも、統合失調症に見られる多彩な症状が区別し難い重なりを持っているという側面が認められる。

　上の Case 3555 の思考の内容の異常性についての判定は難しい。一見したところでは形式だけでなく内容も明らかに異常という印象があるが、それが思考形式の障害から二次的に生まれた外観についての印象にすぎないのか、あるいは思考形式の障害と思考内容の障害が併存しているか、そのどちらであるか確定することはできない。これは統合失調症の思考障害に常につきまとう問題であるが、次のケースのように、正常な思想とも判断しうる場合がおそらく最大限に難しい。

Case 1462

　両価性の概念というものが自分にもあることに気づきました。頭の中の二極化した概念について、現在自分としてはどちらに重きを置いているのか、その判断基準がいつしかどこかへ消えてしまったような感じがして、自分の考えで行動しているという感覚がほとんどありません。瞬間瞬間でどの意見を採用したらよいのか自分でわからず、面と向かった会話や電話のあとは自分が妙なことを言った

のではないかという不安が強く残り、何時間も考え込んでしまうことがあります。その対策に、朝起きて自分の考えをメモしておいても、夕方に見るとそれが他人の意見のような気がしてしまいます。

　これは先に無律としての両価性の例として示したケースで、ここまでは再掲である。彼はさらに次のように述べている。

　根本的な人生観についてもそうで、私の場合、本来誰にも備わっている動物的本能を、道徳教育の名の下に無理やり抑圧しておきながら、十分に教育されなかった不幸な人達（環境や経済的理由により）が、その本能的欲求と道徳的拘束の矛盾に耐えられず、衝動的な犯罪を起こしてしまうようなケースに対し、教育を失敗した社会が彼らを刑罰して滅ぼしてしまうこと。つまり社会の罪を個人の罪として押しつけるような体制。また道徳的に発達した人が、家族へ負担をかけてしまうからという理由で自殺するといった事件を社会が嘲笑するようなこと（社会的に道徳心を植えつけられた人が、その良心のために苦しむことを、当の社会が嘲笑するということ）など様々な矛盾が存在し、しかもみんなそれを承知で平気にしていることなどが気になってしまい、自分でもどちらの立場をとるべきかわからなくなっています。

　ここまでをどう読むか。やや変わっているだけで健常者にも見られがちな思考とも取れるし、かすかな連合弛緩が読み取れるとする立場もあろう。

　物事の二面性ということは当たり前のことであり、人の行動に善悪などないのに、自分の道徳的意見を押し通していること、それが社会にまかり通っていることなどを知ったりすると混乱してしまいます。悩み相談などで自殺したいと言おうものなら引き止められ、相談者の意思は抹殺され、被相談者の意思が尊重されることになるわけで、これでは被相談者のみが利益を受ける可能性もあるなどと考えてしまいます。別の面もあることはわかっているのですが、では自分はどの意見なのかと言われると困惑してしまいます。自分の意見が他人のものに思えます。また1ヶ月ほど前に、「自分の思考がどこかへ消えてしまった、他人の考えで体が動いていることが恐ろしい」といった内容のうわ言を言ったそうです（家族が

そう言っています）。

　一風変わった「人生観」とも述べる彼の思考は、両価性に関連している。そして彼自身、どれが自分の真の考えであるかがわからず混乱している。

　自分の心すら自分に味方していないような不安があります。真剣に考えて行動したことが余計に自分を追い込んでいる気がしています。会社や家族のためにも治療を受けねばならないとは思うのですが、私の人生なのに彼らのために行動しなければならないのでしょうか？　彼らは私の一番いいようにしろというのですが、本当にそうした場合彼らが納得しないのは明白です。私が本心に従って潔白な行動を取ったら周囲が破滅するという状況になっている気がします。うそをつくほうが社会的に立派な行為なのでしょうか。道徳は個人のためでなく社会のための概念ということを理解しなくてはいけないのでしょうか。正直いまは彼らの存在が負担になっているのですが、どうすればいいか困っています。

　これは正常範囲内の思考であると見ることもできよう。しかしそのベースに無律があるとすれば、結果としては正常範囲であっても、統合失調症の思考形式の障害の影響がある、しかしまだ正常範囲にとどまっている思考ということも可能である。軽い関係念慮が、それ自体は正常範囲の勘ぐりの範囲内であっても、統合失調症の症状であることに変わりはないのと同様である。そして無律の影響は、この思考の出発点としての両価性だけでなく、そこからの思考の発展にも常に影響していると見ることも可能である。統合失調症ではあるが症状は軽く、ほぼ普通に社会適応している人において、その思想がやや偏っていることがしばしばある。統合失調症のご家族で、統合失調症と診断できるような症状は全くないが、思想がやや偏っていることも少なからずある。こうした臨床的な事実はあるいは、この Case 1462 のような思考形式を反映しているのかもしれない。

　思考形式の障害が強まれば前述の通り連合弛緩と呼ばれる状態になり、それは一般的な意味での妄想的な語りという外観を呈する。妄想論で紹介したCase 0869 の一部を再掲する。

Case 0869

　あれは、大司令症候群のテレパシーです。本当に視線を意思的に動かされ、行動を命令されます。実際、ラジオやテレビ、放送塔のような感じで脳内に命令します。わたしも、あるボランティア活動のリーダーをしていましたが、吸殻や空き缶や司令には、うるさく口を挟みました。そんな、口を出すんだったら、自分でしろ！　って言ってやりました。司令されっぱなしは危険です。しかし、相手のこころを変えることができます。みんな、パニックになってしまい、それどころではナイのだと思います。本当に、その状態が三日も続いたらバテてしまうでしょう。

　（中略）しかし私は意志が強かったのでお薬をやめました…。副作用の世界で生きるか？　自分のやりたいことが出来るか？　自分のやりたい事を選びました。おかげで質はちがいますけれど症状は児童の頃からです。今回は、一番強い電撃反応会話でした。いろいろな画面を相手に見せてあげることにより…。お話を聴いてあげたり、話し合ったりということで…こころを認め合い…そして今、ついに…嫌がらせはなくなりました。存在達はみんな優しくなりました…。

　テレパシーによる脳内への命令で行動を左右されるすなわち他律で、口を出すと書かれていることからそのテレパシーは幻聴系であると言える。それに続く記述は連合弛緩の雰囲気が感じ取れ、したがって思考障害（思考形式の障害）ありとも取れるが、あるいは異常なのは他律体験の部分のみで、それ以外に感じ取れる異常は、他律という異次元的な体験を本人が何とか表現しようとすることに必然に伴う、客観的な異様さを反映しているのかもしれず、少なくともその要素が混入していると考えられる。その混入の程度がどのくらいであるかを評価することは不可能であるが、結果としての語りが異様なものになり、その中には他律体験がそこここに読み取れることとあいまって、「妄想を語っている」「この人は妄想を持っている」と認められるものになっていることは事実として言うことができる。本書3章で述べた通り、妄想とは、「訂正不能の誤った確信」という定義の枠には収まり切れない症状であり、当事者が自らの体験を、既存の言葉で本人なりに何とか真摯に語ったものである。そしてその語りの中から抽出でき、かつ、妄想を発生させた脳内の異常へのアプローチを可能

JCOPY 498-22928

にできそうな要素は、「外界のことを内界と同じレベルの確信度を持って語る」ということのみである (本書134ページ)。もし他律が島崎の言うように統合失調症の本質であれば、妄想と呼ばれている語りから抽出できるこの特性は他律に一致するはずである。妄想の本質は他律なのか。

◆ 他律と妄想

　島崎敏樹は、他律と妄想についてはごく短く述べているにすぎない。彼が取り上げているのは妄想着想と妄想知覚で、いずれも自我の外からひとりでに思いつくという性質を「無律的に生じてくる」としている。「自我の陰の暗がりからあらわれる」という表現もなされている[8]。

　これは、本書3章妄想論で示した妄想完成への三段階「何か」「これか」「そうか」のうちの、「これか」に当たる。3章で「これか」の説明に用いた、キャンバスに現れたスケッチの比喩に島崎の表現を合体させれば、そのスケッチとは自分の意志によって描かれたものではなく、自我の陰にある暗がりのどこかから不気味な自動書記的に描かれたものということになる。そして妄想形成第三段階である「そうか」は、そのスケッチへの、今度は自分の意志による彩色である。彩色は正常な絵の具と異常な絵の具が混じり合い、結果として複雑で錯綜した、どれ一つ同じものはない妄想という絵が完成する。このとき、異常な絵の具にたとえた異常体験に他律の様々な現れが大きくかかわっているとすれば、正常と異常が重層的に錯綜して描かれた奇妙な絵である妄想は、分解していけば他律という要素から成り立っていると言える。この立場に従えば、妄想とは他律から生まれ、他律を取り込んで発展したものである。妄想という症状形成への他律の関与が、もし「これか」の段階のみであれば、妄想は単なる「思いつき」と区別できないが、「そうか」の段階においても、思考の材料として他律体験が用いられ、さらには外界の変質が重畳することで「これか」の確信がどんどん高まるという形で、内界と外界が円環構造を取りつつ発展していく。この内界の変化と外界の変化に共通する本質があり、それが他律であるとすれば、他律は妄想においても主役を演ずる特性であると言うことができる。3章のCase 3477 (ハレー彗星)、Case 3543 (外思共有)、Case 2004 (私的情報拡散) はいずれもそのような視点から説明できる。

但し、いくつもの他律体験がありながら、妄想が発展していかない次のようなケースも存在する（一部は再掲）。

Case 4049

私は 18 歳女性です。一度高校を中退し、再入学したので、本来なら大学 1 年生になりますが、現在高校 3 年生として学んでいます。数年前から疑問に思っていたことがあったので、質問させていただきます。正直に書くように（大げさな記述はしないように）心がけました。私のこれらは病気なのでしょうか。自分では、わかりません。教えてください。お願いします。

(1) 7 年間自殺願望を持ち続けています。ベルトで首をしめたり、冬に川に入ってみたりしてみたのですが、死ねませんでした。それでも日常的に、自殺する自分の姿を何度も想像してしまいます。いつのまにか、いつ死ぬか、どんなふうに死ぬかを考えています。

(2) 外に出ると、周囲の視線が気になり、不安になってきます。誰かが自分を見ているように感じ、「ダサい」とか「キモい」と、うわさをされているのではないかと思ってしまうのです。妄想だとわかっているのに、ぐったりして、誰にも会いたくなくなります。

　理由のない不可解なうつ状態に、幻視系と幻聴系の併存。統合失調症の発症として典型的である。

(3) 私の部屋は監視カメラで見張られている、という妄想のようなものがあります。何となくですが、居間で両親が部屋にいる私を見て笑っているのではないか、あきれているのではないか、と無意識に思い込んでいるようなのです。PC の中身を探られているのではないか、日記を読まれているのではないかと、いつも半信半疑です。

　これも統合失調症に典型的な被害妄想である。

(4) 会ったこともないメール友達と、性的関係を持つイメージが消えません。夜、布団で寝ているとき、自分の手が自分の体に触れていると、友達の手に触れられ

ているように感じます。自分の体が、自分なのか、頭の中のメル友なのか、わからなくなります。左手と頭がメル友で、右手と胴体と脳が自分で、というふうに、部分的に成り替わります。左手が右手を愛撫するというように、一人で二人のような、変な感覚です。頭の中でその人の声が聞こえてきて（実際聞いたことはありません）、他愛もない会話をします。会話が声に出してしまうこともあります。現実ではないことをわかっているはずなのに、私は、イメージと現実をごっちゃにして、その人と話しているようなふしがあります。

　幻聴系と独語、いずれも他律として捉えることができる。触覚についても、自他が混乱している。

(5) 昔から知らないうちに微笑んでいる、というのはあったのですが、最近、変なところで笑い声が出るようになりました。急に、一人でいるときや、寝ようとしているときなど、笑いに関係ないところで笑いたくなるのです。

　無律としての笑いである。

(6) 相手がいる、ということがうまくわかりません。友人の姿は見えるのに、相手が自分と同じように何かを思っている、ということがわからないのです。周囲の人間はテーブルや椅子のような無機質なモノみたいです。おかげで、相手が何を考えているのか推し量れず、奇妙な行動や発言をしてしまい、不思議がられます。

(7) ここ2ヶ月くらい、自分が誰なのかわかりません。周囲の人間と自分との境界がわからなくなり、混乱するのです。人ごみの中に立っていると、自分がぶあーっと溶け出してしまって、風景と判別がつかなくなりそうで気持ち悪いです。誰かと話しているときも、他の人間になりきっているようで、自分の意見ではないような気がしてきます。私という存在は、何なのでしょう。

(8) 風景に現実感がありません。薄っぺらで、平面みたいです。一枚の絵の中を歩いているような、自分だけが生きているもの、といった感覚になります。これは、日常的な事柄です。

いずれも離人ないしはそれに近縁の体験で、無律の現れと見ることができる。

(9) 口臭が気になります。人が裏で、私の口臭のことを話しているのではないか
と思い、嫌な気持ちになります。

　逆他律である。

(10) ふとした瞬間に、妄想に入って抜け出せなくなります。友人を殺したらどう
なるか、とか、男友達とセックスしたらどうなるか、とか、そういったくだらな
いことなのですが、妄想しているときは何も聞こえなくなるほど集中し、上の空
になり、友人の話や授業をおろそかにしてしまうのです。

　自律性を失った思考であり、思考の他律である。

　このように、この女性にはいくつもの形に具体化した他律体験があり、しか
も数年続いているが、体系化はしていない。それぞれの体験は相互が結びつく
ことなく、海に点々と小島のように浮かんでいるといった様相である。こうし
たケースが存在する一方で、Case 3477（ハレー彗星）や Case3543（外思共有）
のように、他律体験が重層的に結びつくことで互いに確信を強化し、壮大な妄
想に発展していくケースが存在する。ここには二つの問いが生まれる。妄想が
体系化していくケースと体系化していかないケースはどこが違うのかというの
が第一の問い、どちらが重症なのかというのが第二の問いである。
　それを考える前にあらためて注意しなければならないのは、妄想という言葉
の使い方である。上の Case 4049 には妄想はあるのか。あるとしたらどれが妄
想なのか。本書 3 章妄想論の冒頭で確認した通り、妄想とは他覚所見である。
自覚症状は、それがいかに奇異なものであっても妄想ではない。それは病的で
ないという意味ではなく、妄想とは別の特定の症状名を当てなければならない
という意味である。Case 4049 のように「変なこと」が次々に語られるといか
にも妄想的な語りという印象があるが、他覚所見としての妄想はその中のごく
わずかにすぎない。上に列記された Case 4049 の体験の大部分は他律を基礎と
する異常体験＝自覚症状である。するとここから導ける唯一かもしれない結論

は、「個々の異常体験は妄想を体系化する十分条件ではない」ということである。たとえば Case 3543（外思共有）では確かに異常体験が妄想の体系化に大きな役割を果たしているが（本書 93 ページ）、必ずしもすべてのケースでそのような経過を取るわけではない。すなわち、たとえ多数の異常体験があってもそれだけでは不十分で、何かさらに別の因子が加わらなければ妄想は体系化しない。3 章妄想論の終盤に記した通り、体系化に向けての妄想の発展には正常心理による解釈もかなり関与している。すると正常心理を駆使してでも解釈し続けるという点がむしろ異常なのか。上の Case 4049 は、これだけ多彩な他律体験がありながら、それぞれについて、「変だ」という意識がある程度保たれているから、無理に正常心理で解釈しようとしないのか。それとも逆に、これだけの体験があれば正常心理で解釈しようとするのが正常で、それをしないのはすでにエネルギーが低下していると見るべきなのか。

　どちらの仮説も否定できないが、妄想の体系化への正常心理の関与については、「その関与がある」という事実の確認にとどめておくのが適切であろう。むしろ検討すべきは、いかなる異常な因子によって妄想が体系化に向かうのかという問題である。これも 3 章妄想論の終盤に記したことであるが、妄想の体系化は、内界と外界の異常が互いに強化し合って進行する。それが体系化への必要条件というべき事態である。そこには「そう考えずにはいられない」という、思考の自律性が失われた状況があり、すると妄想が発展し体系化する過程における因子として決定的に重要なものが仮に複数あるとすれば、その中の一つに他律があるということはできる。

　なおこの Case 4049 については、常に自殺願望を持つレベルのうつ状態が背景にあるので、統合失調症ではなく「精神病症状を伴ううつ病」であって、だから妄想は体系化しないのだと考えることもできるかもしれないが、われわれはそのような立場は取らない。その理由は本書 5 章診断論で触れる。

◆基本障害としての他律

　統合失調症に基本障害というものが、もしあるとすれば、それは自我障害であるとするのがおそらく最も有力な仮説であろう。自我障害はしかし難解で漠然とした概念であり、その中から統合失調症に最も密接に関連する要素を選択

すれば、「自分がしている」という要素であり、それは島崎のいう自律性の意識にほかならない[9]。すると統合失調症において「自我障害が基本障害である」という命題は「他律が基本障害である」と言い換えることができる。本章はこれに沿って進めてきた。引用文献はと見れば1940年代から1970年代がほぼすべてである。この時代に統合失調症の症状論は華やかに活気を呈し、大きく開花し、その花は開花したまま凍結した。学問としての症状論は停滞したのである。

　停滞には理由があった。発展への道が見えなくなったからである。多彩に見える統合失調症の症状の本質を追究することはいかにも深遠で意味がありそうな歩みだが、それだけでは単なる知的遊戯である。開花した花は美しかったが、そこまでであった。当事者の恩恵に繋がらなければ、医学の一学問分野としての価値は皆無である。

　そして他律には理由がある。本書で他律を取り上げたことには理由がある。他律を統合失調症の基本障害であると仮設したのは、もちろん島崎敏樹にならってのことであるが、それだけでは凍結した花を愛でているにすぎない。その先がある。他律という異常を仮設することは、自律という正常を支える脳機能の存在を仮設することであり、そうであればその脳機能を追究することで、未来への道が開ける。

　その脳機能がSense of Agencyである。

　Sense of Agency（SOA）の定義は必ずしも統一されていない。訳語も定まっていない。本書では主律感と訳し、以後、「主律感（SOA）」と表記する。定義についてはHaggard（2017）のそれを援用する[10]。それは「ある行為を自分が行い、その結果として起こる外界の変化は自分が行ったことの結果であると認識する」ことである。たとえば自宅の暗闇で壁のスイッチを押して（＝自分が行ったこと）、電気がつく（＝外界の変化）という出来事を考えてみる。押すときにスイッチは見えていないが、私はそこにスイッチがあると知っている。知っているという自覚さえない自動的な行為である。そして電気がつく。この経過はほぼ意識されないままに進行する。だがもしそこにスイッチがなかったら困惑する。あるいはスイッチを押したのに電気がつかなかったら困惑する。このとき初めて主律感（SOA）が意識される。このように、日常とは異なる何らかの事象が発生しなければ、主律感（SOA）はそれがあることさえ自覚されない。その事象の日常との異なり方により、主体の反応は異なる。スイッチがそ

こにないだけなら、自分が間違った方向に手を延ばしたと考えるであろう。スイッチを押したのに電気がつかなければ、電球が切れたと考えるであろう。だが、スイッチを押したらテレビがついたら驚愕する。スイッチのある場所に他人の手があって握り返してきたりすれば、それはあり得ない事態であり、戦慄する恐怖である。島崎は次のように述べている[1]。

　　常態にあっては人格の自律性は自明のことであるが、却って意識の上には現れていないのである。この意識は、自律性自体が奪われてゆく病態になるときにはじめてありありと浮かび出してくるもののように見える。

　自律性と主律感（SOA）は同一ではない。だが共通点は多い。主律感（SOA）を先の通り「ある行為を自分が行い、その結果として起こる外界の変化は自分が行ったことの結果だと感じること」と定義すれば、自律性という概念のうちの、意志と運動にかかわる部分に当たる。
　普段意識されていないものが生体にとって真に重要であるのは、空気という例を挙げるまでもない。主律感（SOA）もまた、人間存在の根本を形成する重要な概念である。たとえば、人間社会は法によって維持されているが、法は人間に主律感（SOA）があることを大前提としている。主律感（SOA）が失われた行為について、人に責任を問うことはできない。この問題が最も鮮烈に現れるのは刑事責任能力である。また主律感（SOA）の強さは人間の幸福感と相関するという報告もある[11]。逆に主律感（SOA）が減弱すると、人間は失望し無気力になる。生きることに意味があるとすれば、それは主律感（SOA）がなければあり得ない。他律や無律という体験が、当事者にとって自分という存在そのものを脅かし、死を考えるまでに辛いものであることは、このことと整合的である。
　このように人間にとって基本中の基本とも言える重要な認知機能である主律感（SOA）だが、科学的研究の対象となったのは比較的最近である。背景には近年における理論と方法論の洗練があった。理論の嚆矢は Frith で、外界に起きた結果が自分が脳内に描いた結果と一致しているとき、人には主律感（SOA）が維持され、不一致のときには損なわれるという、非常に説得力のある仮説に基づく研究を展開した[12]。そしてこの理論を受ける形で、外界に生

じた事象を自分が行ったことの結果か否かを判定させる独創的な方法論が、Haggard[10]，Jeannerod[13]，Maeda[14] らによってそれぞれ独立に開発され、脳の活動との関連が追究されている。他律に焦点を絞った統合失調症の脳研究と主律感（SOA）の脳研究にはすでに接点が生まれており、そう遠くない未来において両者が融合することは確定的である。統合失調症の脳については、現在は生化学的研究が主流であり、認知機能研究としては元々脳損傷者のために開発された神経心理学的検査を流用して一応それらしいデータを出すという、堅実ではあるが切れ味の鈍い方法が続けられているのが現状である。主律感（SOA）はそんな状況を打破し、同時に、昭和の時代に凍結された花を解凍してさらに美しく成長させる力を秘めたテーマである。

　と言ってもそれは未来の話である。未来は夢でしかなく、過去は記憶でしかない。過去と未来を結ぶ地点である現在の当事者の診断と治療に繋ぐことができて初めて、意義ある実学になる。統合失調症の症状論を現在にどう生かすか。次章が最終章になる。

JCOPY 498-22928

他律論　の注

1) 「精神分裂病における人格の自律性の意識の障碍」と題した論文で島崎敏樹 1949: 108, 109 は他律を、思考に関する他律性、意志感情に関する他律性、知覚に関する他律性、他律体験と自我喪失の4つに分けて論じている。思考の他律については、思考作用が「人格の外で生じ、人格を圧倒して侵入してくる」ものを第一種とし、例として「考えが押しこまれる」「考えが外から与えられる」という体験を挙げている。第二種は思考作用が「自分の働きであり自我所属性がある」場合で、例として「無理に考えさせられる」「考えがあやつられる」という体験を挙げている。島崎は「他律」を現代の用語法でいうさせられ体験に当たる言葉として提唱しているが、思考吹入（上の第一種）も他律に含めている。われわれもその立場を取る。なお島崎は、本書でいうところの「運動の他律」を意志感情に関する他律性に含めているが、このような分類は便宜上のものであるから、本書と島崎に不一致があるわけではない。

2) 同様のことは、用語法は異なるものの、多くの精神科医によって記されている。たとえば村上 1942: 37 は、「自己所属感の消失」という表現で、他律に類することを記している。

> 自己所属感の消失は単に思考領域においてのみならず、他の心的機能、たとえば感情や意志の領域においてもきたりうる。

> また、シュナイダー 1958: 104 は、自分自身の行為や状態が自分のものではなく、他者によってあやつられ、影響されたものであるという体験は、統合失調症特異性がきわめて高い自我障害であると記している。

3) 「後光のような存在によって常に次のような体験をしている」とはすなわち、他律が、程度の差はあっても常に持続的に当事者に潜在していることを意味する。統合失調症の症状は、間歇的に出現するように見えるものでも、本質はこのように持続していると考えないと説明がつかないことがしばしばある。たとえば幻聴は、

「声が聞こえる」という症状であると規定してしまえばそれは間歇的に体験される
ものであるが、当事者によっては「意識があるあいだ中」聞こえてくるとか、稀
には 24 時間聞こえていると語る場合がある。これは幻聴という用語がカバーす
る範囲を超えた体験である。安永 1978: 31 はこのような現象を指摘して次のよう
に記している。

> 「臨床上の幻聴にまでは必ずしも常に顕在化するわけではないが、本人の意識に
> いつも雲のようにかぶさっている一種の二重性構造の存在」をさしているものと推
> 測する。

4) 殺人, 殺人未遂被告事件. 大阪地方裁判所平成 17 年 (わ) 第 1795 号, 平成 17 年 (わ)
第 2084 号. 平成 19 年 2 月 28 日第 11 刑事部判決.

　統合失調症の症状を、健常者が追体験できる範囲内で理解しようとするときに
発生する深刻な誤謬は、しばしば刑事事件の判決文の中に読み取ることができる。
本件はそのあまりに顕著な一例である。
　統合失調症の幻聴においては聴覚性は本質ではない。したがって幻聴の有無を
確認しようとするとき、当事者が聞いたと訴える「声」の具体性を追求するのは
失当である。すなわち、「声」について、当事者が具体的に説明できないからとい
って、幻聴の有無が疑わしいということには決してならないし、当事者が具体的
に説明できた部分を過度に重視することもまた失当である。本件 Case（わ）1795
は、被告人（統合失調症に罹患）が幻聴の命令を受け、自動車で複数の通行人を
はねて殺害した事件で、裁判所は被告人が聞いたとする幻聴の内容に基づく論考
により結論を導いている。以下、ゴシック体の部分は同判決文からの引用である。

> 事件当日，朝刊を配り終わって帰る途中，幻聴から，母と妹を殺せと命
> 令された。私は，家族を殺すことはできなかったので，そのときは我慢
> して耐えたが，罰はなかった。幻聴の命令に背くのは怖かったが，どう
> しても家族を殺すことはできなかったので，無視しようと思った。次の
> 幻聴で，「5 人ぐらい人を殺せ。」「もし，それができなかったら，お前を
> 殺すぞ。」という命令が入った。私は，そのとき，恐怖で，全身が震えて，

どうしようもなくて，もう人を殺すしかないと諦めて，今回の事件を起こすことにした。

　ここで，「母と妹を殺せ」という幻聴には従わず，「5人ぐらい人を殺せ」という命令にはなぜ従ったのかということについて，裁判所は次のように論じた。

　　被告人は，母と妹を殺せという「悪魔の命令」には，そうしなかったらどうするという条件がついていなかったので，無視できたが，被告人の自家用車で5人殺せという命令には，そうしなかったら自分が悪魔に殺されるという条件(罰)がついていたので，怖くて無視できなかった旨供述している。

　幻聴は，命令に従わなかったらどうなるかということを，母と妹の殺害については示さなかったが，5人ぐらいの殺害については示した。だから後者には従うしかなかった。これが裁判所の認定である。
　ここで裁判所は，統合失調症の幻聴を「命令する声」であると位置づけたうえで，それがあたかも現実の「声」であるとみなして，いわば刑事法でいうところの「緊急避難」(法益に対する現在の危難を避けるために，第三者の法益を侵害する行為)に当たるか否かについての論考を展開している。これは幻聴がかかわる犯行における現代の我が国の刑事裁判の定法の一つであるが，精神医学的には無稽な論法である。なぜなら統合失調症の幻聴とは，本来の聴覚とは異なった体験であるから，幻聴の具体的な一語一句を本人に語らせそこに着目するという手法を採った時点で裁判所は大きく誤った道に迷い込んでいる。
　仮に上記裁判所の手法を是とすると（是とするのは誤りであるが説明の便宜上のことである），犯行時あるいは犯行直前の頃に幻聴があったかなかったかが重要な論点になり得るが，激しい精神病状態にあったとき，当事者は振り返って幻聴の有無やその内容を報告することが困難あるいは不可能であるから，症状が非常に重症なときの犯行については，精神病症状の犯行への影響の認定ができなくなるという矛盾が発生する。すなわち，先に「幻聴の有無を確認しようとするとき，当事者が聞いたと訴える「声」の具体性を追求するのは失当」と述べたが，そもそも「幻聴の有無を確認しようとする」こと自体が失当な場合がある。その顕

著な例が，

殺人，傷害，銃砲刀剣類所持等取締法違反事件．函館地方裁判所平成 20 年 (わ) 第 33 号．平成 21 年 10 月 8 日刑事部判決．

である。以下、ゴシック体の部分は同判決文からの引用である。

> 犯行当時の被告人の病状の程度に関して，検察官は，被告人の犯行当時の病状は軽症である旨主張するのに対し，弁護人は，被告人は，犯行直前に幻聴を聞いており，犯行当時，妄想と幻聴を伴った精神運動興奮状態にあったもので，統合失調症の急性増悪期であった旨主張する。

被告人が罹患していた統合失調症の症状と犯行の関係を争点とするのは正当である。しかし上述の通り、幻聴の有無を争点とすると論考には歪みが発生する。

> そこで，まず，幻聴について検討する。

裁判所はこのように、最初から誤った方向に大きく舵を切ってしまっている。本件の中心となるべき論点は「統合失調症の急性増悪期であったか否か」である。それを検討するにあたって、まず幻聴の有無を論ずるというのは全く不合理である。統合失調症の急性増悪期の主観的症状を、後から本人が回想できるか、さらには本人が言葉で表現できるか。これらはむしろ「できない」とするのが真実であって、殊更に幻聴の有無に着目するのは、わざわざ解明できない事実を選択して考察の前提にしているに等しい。同様の誤りは、

殺人未遂被告事件．大阪地方裁判所平成 18 年 (わ) 第 6978 号．平成 20 年 5 月 26 日判決

にも認められる。これは妄想に基づき復讐の目的で隣家に侵入し、強度の精神運動興奮状態の下、殺人を試みたが果たせず、殺人未遂となった事件である。弁護人は、被告人が本件犯行の最中に幻聴を聞いており、幻聴に支配されていたと主張した。

これを受けて裁判所は、幻聴の有無について精密に検討し結論を導くという、上の函館地裁と同じ誤りを犯している。

　これらが統合失調症の幻聴についての無理解に基づくあまりに無稽な誤りであることは明白である。統合失調症の当事者が「幻聴の命令に従ってある行為をなした」という場合に、その幻聴の内容を統合失調症の本人がどのような具体的な言葉として覚知したかということから結果としての行為との関係を論ずることはそれ自体が統合失調症という疾患の病態の無理解に基づく大きな誤解に導かれた手法である。犯行が幻聴の命令に逆らえなかったためになされたという説明はわかりやすい。しかし真実はわかりやすいとは限らない。真実がわかりやすいなどと安易に考えているはずがない裁判所が、それでも次々に同じ誤りを重ね続けているのは、統合失調症の症状について、精神医学の側が十分な説明を提供していないことが主たる原因である。

5) では統合失調症患者が「幻聴の命令に従ってある行為をなした」という場合に、幻聴と行為の関係をどう考えるのが適切か。幻聴とは、外界からの声として覚知されたという形を取る体験であるが、元々は本人の内界で発生した思考なのであるから、その行為は結局は本人の意志によるとみなすのが一つの理にかなった考え方である。しかしながらここに、その意志が本人の本来の意志であったか否かという問いが発生しよう。Case 1889（本書 162 ページ）は幻聴について、自分の意志とは関係なく浮かんでくる恐ろしい考えであると恐怖しており、Case 1290（本書 164 ページ）は「心の中の悪いやつが…と言っている」と表現している。当事者によるこのような自己報告は、幻聴が他律的思考であることをそのまま反映している。村上 1942: 42 は次のように記している。

　　一般の作為現象や幻聴においても、客観化されるのは、意識下に存する自他の区別の明瞭でない心理、すなわち無意識的欲望または良心などである。

　この記載は、現象としてはその通りであるが、ではここでいう「無意識的欲望や良心」は「本来の意志」なのか。
　安永 1978: 31 による幻聴の内容についての記載には次のように「本来の思考」

という語が用いられている。

　　幻聴の"内容"は本来の思考と平行的に存してその傍流をなす思考であるように
みえる面と、本来の思考とむしろ一体であるようにみえる面とがあるが、いずれに
せよ本来能動的な或る思考、内語運動の発動に由来しているようにみえる。ただそ
の起点たるべき部分の定位が自我中心とずれて知覚される、とでも表現されるべき
事態がそこにあるのではなかろうか。

　　ここでいう「傍流をなす思考」は、文脈から見て、本来の意志とは異なるもの
を指していると解するのが妥当であろう。また、「その起点たるべき部分の定位が
自我中心とずれて知覚される」は、本書で繰り返し言及した「起点の逸脱」であ
る。それは本書1章幻聴論の図1-1, 1-2のように図式化できるが、そのシンプル
な図では示しきれていない要素として、時間の要素と起点の質（思考の内容）が
あることを本書31ページで確認し、時間の要素についてはシンクロ体験として
記載したが、起点の質（思考の内容）については、それは当事者の本来の思考な
のか、それとも傍流の思考、言い換えれば深層にある思考なのかという問いを投
げたまま考察は放棄していた。上記安永1978: 31はこの問いに対する回答として
位置づけられるが、その回答は、「「本来の思考」の場合もあるし「傍流の思考」
の場合もある」というものにとどまっている。
　　ここで問いは振り出しに戻る。統合失調症患者が「幻聴の命令に従ってある行
為をなした」という場合に、幻聴と行為の関係をどう考えるのが適切かについて
は、幻聴の内容が元々は本人の思考内容であったことは前提としたうえで、その
思考内容が本来の意志・思考と一致していたか否かという問いに帰着する。その
答えが「否」であったとき、ではその幻聴は本人にとって、抗い難い強度を持っ
ていたのかという第二の問いの検討に入ることになろう。しかし結果として本来
の意志に反する行為がなされているとき、それを本来の意志で未然に止めること
ができたか（幻聴に抗うことができたか）という問いはトートロジーであり不毛
である。それ以前に、そもそも何が「本来の」思考なのかを決めることはきわめ
て難解であり、さらには、人間の思考を「本来の」思考とそうでない思考に分け
られるのか、と問えば、そこに正解というものがあるかは不明である。

JCOPY 498-22928

6) Case 三郎についての島崎 1949: 121 と安永 1978: 69 の論考は、当然ながら本質を突いており、そして当然ながら幻聴の命令は重視していない。島崎は「行為の結果には意義があるが、主観的には無意味と感じられる」ことを指摘し、「分裂病者の「衝動的動作」の中には、自分がしたのではなく外からさせられたと感じられているものがしばしばである」と述べ、安永は「自分の意志行為でありながら、自分の、という実感がない、さらには不可解な外の力で意志そのものが操られている、と反映知覚されるような意識」を真に統合失調症独特の「させられ」体験型意識（本書ではこれを他律感と呼ぶ）であるとし、Case 三郎の行為については、命令性幻聴があったことには一切言及せず、「なんとなく不自然だ」という本人の言葉こそが純粋な「させられ」の構造部分を示していると指摘している。

7) 藤縄昭: 自我漏洩症状群について. 土居健郎編『分裂病の精神病理 1』東京大学出版会. 1972.

8) 島崎 1949: 127 に次の記載がある。

　　妄想知覚や人物誤認の現象にも、自我の外からひとりでに思いつくという風に意識されていることはよくある。「むこうから来るのは変装した刑事だ」という妄想知覚は、「そうした気持ちがひとりでに浮かんできた」と感じられる無律的性質をあらわしていることが稀でない。「自分が入ってゆくとまわりの人達が避けて出て行ってしまう」、「飛行機がわざと自分の頭の上を飛んでゆく」、「扉の外で誰かが自分を見張っている」などのような分裂病性の妄想は、病者自身がそう考えるのではなくて、「頭の中にひとりでに思いつく」とか「胸の中をこみ上ってきた」という風に感じられる性質を持っている。即ち自我が考えるところの *pensee claire* ではなくて、自我の陰の暗がりからあらわれてくる *pensee obscure* である。

　このように島崎は妄想知覚を、そして妄想着想についても、無律として捉えているが、村上 1942: 44 は、妄想知覚を自我の一部の外界への投射と解釈し、次のように記している。

　　妄想知覚においても異常な体験が深い感情的感銘とともに体験されるため、「他人から与えられた」という感じを伴うことがあり（*Hedenberg*）、この点で作為現象とのあいだに移行の存する場合もあることは否定できない。

9) 自我障害という概念は難解であり、「自分自身を認識する自我意識の障害」が一応の定義と言えるが、これはほとんど何も具体的なことを述べていない定義である。そこでしばしば引用されるのはヤスパースが記した、①能動意識　②単一性の意識　③同一性の意識　④外界や他人に対立する意識、の障害を自我障害とするものである。「自分がしている」という意識は①に当たり、島崎のいう自律性の意識に当たる。

　　自我障害を統合失調症の基本障害であるとする記載は多数あるが、たとえば村上 1942: 39 は次のように記している。

　　要するに自我障害に属する症状の特徴は、自己所属感を伴わない心的機能が、空想的な他の社会的人格に属するごとくに感じられることに存する。すなわち自我の一部が他我と混同される現象であって、「自我の境界」が不明瞭になりつつあることを示すものである。

10) Haggard P: Sense of agency in the human brain. Nat Rev Neurosci 18: 197-208, 2017.

11) Marot MG, Smith GD, Stansfeld S, et al: Health inequalities among British civil servants: the Whitehall II Study. Lancet 337: 1387-1393, 1991.

12) Frith CD, Blakemore SJ, Wolpert DM: Abnormalities in the awareness and control of action. Phil Trans R Soc Lond B 355: 1771-1788, 2000.

13) Jeannerod M: The sense of agency and its disturbances in schizophrenia: a reappraisal. Exp Brain Res 192: 527-532, 2009.

JCOPY 498-22928

14) Maeda T, Kato M, Muramatsu T, et al: Aberrant sense of agency in patients with schizophrenia: forward and backward over-attribution of temporal causality during intentional action. Psychiatry Res 198: 1-6, 2012.

［5章］

診断論

◆診断の不存在

　統合失調症においては、真の意味での「診断」というものは存在しない。「われわれはこれを統合失調症と呼ぶ」という「宣言」があるだけである。この認識を欠くと不毛な議論が延々と繰り返されることになる。曰く、投薬を中止しても再発しないから統合失調症ではない。曰く、陰性症状がないから統合失調症ではない。曰く、幻聴の存在が不明確だから統合失調症ではない。曰く、疎通性が良好だから統合失調症ではない。曰く、DSM-5の基準を満たさないから統合失調症ではない。曰く、プレコックス感がないから統合失調症ではない。曰く、ドーパミンD2受容体数が正常だから統合失調症ではない。などなど。この種の議論には終わりがない。終わりがなくても有意義な議論はもちろんあるが、統合失調症の診断にかかわる限りにおいては、終わりがないだけでなく、意味がない。なぜならこれは診断についての議論ではなく、宣言についての議論だからである。統合失調症という各自の持つ概念の宣言を主張し合っているだけだからである。

　そんなカオスの中で唯一意味があるのは、「DSM-5の基準を満たさないから統合失調症ではない」という主張だけである。DSM-5は宣言であることを旗幟鮮明に明言している。APAが定めた基準を統合失調症と呼ぶと宣言している。それが統合失調症の本質であるなどとは言っていない。ただ取り決めとして統合失調症の基準を定めているのであって、それ以上でもそれ以下でもない。DSM-5は、診断という欺瞞を豪腕で収束させた、現代精神医学の金字塔である。

　DSM-5についての最大の批判は、信頼性はあっても妥当性がないというものである。信頼性とは評価者間で判断が一致すること、妥当性とはその疾患の本質と一致することを指す。だがそもそも統合失調症の診断についての妥当性というものはどこにも存在しない。あるのは宣言についての妥当性だけである。ある宣言に適合するか否かという観点からの妥当性があるだけである。妥当性がないなどという批判に、DSMは耳を貸す必要はない。もちろんDSMは完成された体系ではなく、限界は多々ある。だがDSMの限界は現代精神医学の限界なのである。「限界」という言葉には不十分であるという印象が充満しているが、精神医学に限らずいかなる医学も、そして科学も、常に発展途上なのであ

るから、限界に位置するということはすなわち、最先端に位置するということ
である。

　そんな DSM-5 には、統合失調症の重要な症状（A 基準）としての幻覚につい
て次のように記載されている[1]。

　　　幻覚は鮮明で、正常な知覚と同等の強さで体験され、意思によって制御でき
　　ない。

　この基準は、健常者にもある幻覚様の体験を除外するという意味で優れてい
る。だが統合失調症の幻覚は偽幻覚である。統合失調症の幻覚の代表である幻
聴に例を取れば、聴覚性が希薄であることがむしろ普通で、「鮮明」でもなけれ
ば「正常な知覚と同等の強さ」でもない。われわれは幻覚についての DSM-5
のこの記載には賛同しない。

　そして妄想についての DSM-5 の記載は次の通りである。

　　　妄想は、反証があっても揺るぎ難い確信である。

　DSM-5 は妄想をこのように要約し、妄想の具体的な例として、被害妄想や
関係妄想など、そして思考奪取、思考吹入、被影響妄想（させられ体験）など
を挙げている。

　これらは統合失調症の重要な症状であるから、それらがあれば統合失調症と
する有力な根拠になる。その目的のためには妥当な記載であるが、思考奪取、
思考吹入、被影響妄想はいずれも自覚症状であって、自覚症状には「反証」と
いうものはあり得ないから、この記載は不合理であるし、DSM-5 が自ら示し
た妄想の定義とも矛盾している[2]。本書 3 章妄想論に明示したように、妄想は
他覚所見である。当事者の語りを妄想と呼ぶための必要条件は、それが外界に
ついての語りであることである。われわれは妄想の例についての DSM-5 の記
載には賛同しない。

　信頼性を最大にする。すなわち、ある患者について DSM の基準への合致・
不合致を判断しようとするとき、誰が判断してもそれが一致するようにする。
これが DSM という体系の最大の使命の一つである。そのためには幻覚を鮮明

なものに限定する必要があった。妄想の中に自覚症状を含める必要があった。それはよく理解できる事情であるし、信頼性を最大にするためには適切な構造である。DSM は APA の宣言を万人に確実に流布するという目的の達成において、最高とも言える完成度を持つ体系である。宣言であることを明言する姿勢も爽やかだ。だがその宣言を診断と呼ぶのであれば、DSM は信頼性に魂を売った診断学である。

◆当事者への情報

そして DSM は世界標準となった。研究や統計という、DSM 本来の目的を超えた世界標準となった。世界標準である以上、誰もが自分の目的に合わせて利用するようになった。医学の最大の受益者であるはずの当事者も例外ではない。現在の DSM の原型に当たる DSM-III が出版された 1980 年の十数年後からまもなく急速に発達したインターネットによって、当事者による医療情報へのアクセスが飛躍的に容易になった。インターネットは医療情報提供の場であると同時に、当事者同士の情報交換の場としての機能が秀逸であった。

Case 3997

20 代女性です。ここ数ヶ月、自分の考えていることが他人に聞こえているように感じられ、不安な気持ちを抑えられません。他の人がいる場所では、できるだけ無難なことを考えようとしたり、相手が言ったりしたりすることが自分の考えたことが聞こえたためではないかと疑って、わざと相手を挑発するような悪口を考えてみたりしてしまいます。実際にはそんなことはあり得ないとわかっているのですが、どうしても疑いをなくせません。あまりもおかしいので、ネットで症状を打ち込んだところ、そういった考えを持つ人が他にもいることを知り、一応安心しました。

自分だけの悩みから、多くの人と共有できる悩みへ。そう認知するだけで当事者は一定の安心を得られる。情報交換を通して正確な医学情報も得ることができれば、そしてそれが受療行動に繋がれば、さらなる道が開ける。

Case 3992

　夫から、聞こえるか聞こえないような小声で「汚いおばさん」など、悪口を言われてる気がして、しょっちゅう喧嘩をしています。そんなことを言うならなぜ私と結婚したのか、と聞くと、そんなこと言っていない、と返されます。今年に入ってから3回くらいそういった内容で喧嘩をし、離婚したほうが楽だと考えたりもします。私は何のために生きてるんだろう、自殺できれば楽かもしれない、ロープは買っておこう、でもぶら下がるような場所がないなあなどと考え、泣いたりしてます。しかし、統合失調症という病気を知り、これが幻覚なら自分の症状と当てはまるので、病院に行こうと思ってます。

　こうして受診という行動に繋がることで、情報は大きな意味を持つ。インターネット普及のはるか以前から、多くの疾患で患者会というものが存在していた。当事者同士が情報を交換し合うことが回復に向けて有効であることは証明されていた。それがネットの発達により、急速に発展・拡大した。上のような例は患者会の範疇に入れることはできないが、同じ悩みを持つ人がたくさん存在することを知るだけでも大きな心の安心が得られること、そして病気についての知識を得ることが適切な医療行動への入口になることが読み取れる。ネットはさらに、患者会にはない自己診断ツールという機能も持つようになった。患者会は医師に診断された患者によって結成されるものだったから、受診しなければそもそも始まらなかった。ところがいまや、ネットの情報に基づいて自分が統合失調症ではないかと疑い受診に結びつくという時代になった。ここからが問題である。

Case 3557

　17歳女性です。最近困っていることは被害妄想が少し酷くなってきたことです。妄想なのか実際に起きていることなのかは自分ではわかりません。みんなが私を馬鹿にして笑ってくるように感じます。たとえば誰かと話をしているとき相手が笑うと、自分のことを笑われたと思って怖くなります。教室のみんなの笑い声も私のことを笑っているように思います。昨日はエレベーターに乗っただけで、先に乗っていた女の子に笑われました。コンビニや電車でたまたま近くにいた幼稚

園児ぐらいの小さな子には、私の言ったことなどを真似されて、馬鹿にされます。みんな私のこと馬鹿にしてくるんです。私は最近自分が統合失調症ではないかと疑っているのですが幻覚などはありませんのでやっぱり違うと思います。私が苦しいことはどうやったら治りますか。

　この少女は自分が統合失調症ではないかと疑っている。しかし「幻覚などがないからやっぱり違うと思う」と言っている。幻聴系、幻視系の症状が確かにあるのにもかかわらずである。幻覚を DSM-5 の記載のように鮮明で正常の知覚と同等の強さを持つものに限定してしまうと、早期受診の機会を奪うことになるのはこの例から明らかである。
　次のケースは統合失調症としてすでに何年も治療を受けている。

Case 3603

　20 代女性です。私は通院してもうすぐ 9 年になります。最初はうつ病の治療で通っていたのですが、以前診断書を見たときに私は統合失調症だと書いてありました。実を言うと、処方される薬などを検索してこの薬は統合失調症の薬なのかと調べてわかりました。確かに統合失調症の症状に当てはまる部分がありましたが、幻聴は全くありません。ただ思い込みが激しいというか、自意識過剰気味なところがあって、私を除いた家族が集まると彼らは部屋にずっとひきこもっている私を疎ましく思っているのではないか、どうしていまだに働かないのか、というように私のことを何か言っているのではないかと思うことがあり、何度も彼らに確かめては「言っていない」と言われ続けています。隣の家の住人の目はかなり気になっていますが、開き直れる日にはあまり気にしないです。実を言うと私が外に出るとき、隣の住人の息子がこっそり部屋の中で見ているときがあるのではないか、私の姿を見てはこっそり笑っているのではないか、また毎日家にいる私を不審に思っているのではないかという考えも浮かびますが、きっと私の考えすぎだと思うようにしているので、このことは主治医に話していません。幻聴もなかった私が統合失調症だという診断はやはり違うと思うのです。

　このケースのポイントは三つ挙げることができる。一つは、幻聴系、幻視系の体験が存在するものの、明確な幻覚がないことから、統合失調症の診断を自

己判断で否定していること。これは一つ前の Case 3557 と同様である。二つ目は、重要な症状である幻聴系、幻視系の体験を症状ではないと自己判断し、主治医に報告していないこと。そして三つ目は、主治医が当事者に統合失調症という診断名を告知せず、うつ病だと告知していることである。

すでに9年間の病歴があるこの Case 3603 が今後も長期にわたり安定を維持するためには、服薬継続をベースとしたうえで、将来には必ず起こるであろう小さな悪化の波に早めに対処することが必須である。するとこのように、症状を主治医に伝えていないというのは由々しき問題である。さらには統合失調症という診断の自己判断に基づく否定によって、服薬を自己中断してしまう可能性も相当にある。いずれも統合失調症の症状についての誤解が原因としてある。当事者にネットなどで提供されている統合失調症の診断についての情報がDSM-5 の基準のみに基づくものであれば、この誤解は必発である。主治医がうつ病という虚偽の診断名を告知しているのは、そうしなければならない事情があったことは推測できるものの、結果としては当事者を惑わせ、医療への信頼を損なう要因になることは否定できない。このような理由から Case 3603 が治療を自己中断し悪化するようなことになれば、その責は当事者に正しく情報を提供していない現代の精神医学にある。

◆説得力ある誤情報

医学が当事者への正しい情報の提供に及び腰であれば、当事者は医学以外からの情報によって行動を左右されることになる。

Case 3273

私は10年前に統合失調症との診断を受け、通院治療をし、薬もずっと飲んでいます。最近、ネット上で電磁波犯罪やテクノロジー犯罪、BMI犯罪について書かれたものを目にしましたが、書かれていた被害者の方々の状態が、音声送信、思考盗聴、拷問をも思わせる身体攻撃と、自分の症状とあまりにも似ているのです。このようなことは普通の感覚では、宇宙人やUFOと同じレベルの問題として片づけられてしまうと思いますが、NPOとして被害者の会ができていたり、被害者の方が書かれた本も出ているようです。また、被害者は日本ばかりではなく、ほと

んどの先進国に存在するそうです。自分も被害を受けているという確信はありません、考えたくもない残酷なことですが、あまりによく似た体験談が多いということは、実際に被害を受けている人が多いということではないでしょうか。

　「ネットに書かれている多くの人の体験が自分に酷似している」「その体験をしている人は世界中に存在する」という事実から（ここまでは紛れもない事実である）、「実際に被害を受けている人が多い」という結論を導くのは論理的に正当であり、その誤りを訂正するために精神科医がいくらそれは妄想だと言っても、それだけでは納得できまい。統合失調症という疾患についての、すべてを開示した正しい知識の提供だけが、この誤りを訂正できる可能性がある。もちろん妄想の多くは訂正不能という性質を持っているから、知識の提供だけで問題が解決するものではないが、妄想の萌芽の段階においては確信度は曖昧なのがむしろ常であるから、そしてその段階で当事者はネットに知識を求めることはしばしばあるから、そこに納得できる医学的な情報が存在することは当事者にその後の正しい行動を促すうえで重要である。もちろん萌芽の段階以外でも妄想の確信度が動揺することは本書3章妄想論でも確認した通りである。発症から10年を経過しているこのCase 3273が、今後も適切な治療を受け続けて安定を維持するか、それともネット上の誤情報に駆動されて治療を自己中断してしまうかは予断を許さない。ネット上の多くの体験談に妄想を強化されて電磁波加害者への憤怒を募らせ、ついには妄想の対象者を殺害したという最悪の実例も現に存在する[3]。精神科医が、DSMとの照合や精神病理学的用語の蘊蓄について非生産的な議論に時間を費やしている間に、当事者はネットから情報を仕入れ続け、世の中はどんどん動いている。次のようなケースもある。

Case 3885

　私はPATM（People（are）Allergic To Me）です。自分自身が皮膚から放散する化学物質によって、周囲の他人に対してアレルギー反応を引き起こさせる（諸説あり確定ではない）体質のことを言い、医学的な用語ではありません。海外では一般にも少しずつ知られてきているが日本ではほとんど一般に認知されておらず、学術論文誌上での報告も見当たらないそうです。しかし最近、ネットやテレビに取り上げられました。つまりそれまでは病気とすら認めてもらえませんでした。

JCOPY 498-22928

　私が発症したのは中3のときで部活の引退でストレス発散できなくなったこと、急に塾が変わって人間関係が変わったこと、高校受験、そのストレスでクラスメイトと少し揉めたことなどがあり自律神経失調症のような症状に、具体的には手汗や動悸、冷や汗などになりました。またよくお腹を壊してしまい、ガスがよく出ていました。あるとき自分の周りの人が鼻をすすったり鼻が赤くなっているのに気がついて、気のせいだと思っていたけど段々と自分が原因だと気づき、それからは登校してからすぐや授業中に保健室に行くなどしてなんとか学校には通いました。テストのときは個別の部屋に一人で受けるという仕方で受けさせてもらいました。それから段々と症状が悪化していき最初は鼻すすりだけだったのが咳や痰を出させるまでになっていきました。親と一緒に内科兼心療内科に行ったときは待合室でおじさんが咳をずっとしているのが怖くてトイレにこもったり、先生に診てもらうときに先生も鼻すすりや咳をしたため怖くて移動式のイスを下げて先生から逃げてしまいました。そうすると先生は、この人は異常だ、今まで見たことがないと言い、私自身もひどい言われようだけどまぁそうだよなという感じでした。

　そして高校生のときにもPATMの症状は消えなかったものの、高1の後半でネットにPATMという症状があって、同じことで悩んでいる人がこの世にいるということに凄く安堵してそれからは多少落ち着いたと思います。その高校はそこそこの進学校であり、また私はPATMのせいで勉強があまりできなかったのですが、先生方は決まって就職、進学がどうとか勉強がどうとか叱ってきますが私からすればそんな話は到底的外れで、明日自殺しないで学校に来れるか、どうやってこの病気と向き合うかそして治していくかのほうが先決だろうと考えていました。そして高3の受験時期に中3のときに通っていた心療内科に行き集中できないからとりあえず受験が終わるまで落ち着ける（集中できる）薬を出して欲しい、また、PATMという症状を医学会で発表して認知してもらいたいと願い出たもののそのような病気は存在しないとして一蹴されどちらも却下されました。

　自分から放散される何かがアレルゲンとなり、他人に症状を引き起こすというPATM。どう考えても、難解な用語を散りばめた精神病理学的説明より、アレルギーというシンプルな医学知識を適用した（その適用が正当か否かは別として）PATMのほうがわかりやすい。理論を放棄したDSMより、理論的裏

づけが示された（その理論が正当か否かは別として）PATM のほうが納得され
やすい。「そのような病気は存在しない」と一蹴することで当事者の質問を封じ
ようとするのは医師の傲慢にほかならない。当事者は確かに症状で苦しんでい
るのであるから、当事者が仕入れてきた情報が誤りだというのであれば、それ
に代わる正しい情報を提示しなければならない。妥当性を放棄した DSM はそ
の点で無力であるし、そもそも DSM は当事者に説明することを想定した体系
ではない。すると PATM を超える納得度を持つ説明が必要であるが、客観的
に観察可能なものだけを重視するという部分的な科学性を重視する診断学には
かかる納得度はあり得ない。しかし疾患の本質を追究する症状論は昭和の彼方
に埋没し、専門家の間だけで通用する難解な言葉を使った秘儀と化している。
当事者のほうを向かない診断学は、誤情報の拡散に対して無力である。多くの
デマと同様に、誤情報を拡散させる人々は、悪意を持ってそれを行っているわ
けではない。逆に、一刻も早くこの情報を多くの人に伝えることが人々を救う
と信じていることが大部分である。それを軽率と指摘するのは正当な非難であ
るが、しかし正しい情報を持っている者がそれを開示しなければ誤情報だけが
拡散する。当事者のことを思う気持ちは、むしろデマ拡散者のほうが上でさえ
あるかもしれない。

◆うつ病からのメッセージ

　わかりやすいこと。希望があること。事実であること。これが人々に受け入
れられる医療情報の条件である。

　わかりやすくなければ伝わらない。希望がなければ相手にされない。事実で
なければ情報ではない。このうち最も重要なのが事実であることは当然だが、
情報が人に届きそして定着するために最も重要なのがわかりやすさであること
は、数々のデマが拡散する様相が雄弁に物語っている。医療情報の中の事実が
必ずしも希望ばかりではないことも、デマに比べて人々に伝わりにくい理由の
一つである。

　そんな状況の中、精神医療の分野で、とても多くの人々に情報を伝えること
に成功した実例が、うつ病啓発キャンペーンであった。

　我が国でうつ病の診断が急激に増えたのは 2000 年前後である。SSRI 発売の

時期に一致しているのは偶然ではない。「こころの風邪」をスローガンにしたこの当時のキャンペーンは、できる限り広く、とまでは言わないまでも、従来の精神医学の常識を超えて広く、うつ病という名の下に多くの状態を包括するものであった。様々な思惑があった。うつ病という病気があり、効果的な治療法があるのにもかかわらず、受診に至らないためにその恩恵を受けられない人があまりに多いことへの医療者のもどかしさがあった。SSRI という薬をできる限り多く売りたいという製薬会社の商魂があった。集患を関心事とするクリニック医師の生活があった。うつ病による社会的コストを高く見積もることで研究費を大きくしたいという医学研究者の野心があった。これらの思惑が「こころの風邪」というキーワードに結集された。立場や思いの違いはあっても、受療行動の促進という目的は共通であった。DSM の基準が、症状の有無をチェックさえすればうつ病と診断することが可能に見えることも、自己診断の普及において好都合であった。

　かくして、うつ病という病の知名度は飛躍的に上昇し、受診者は増加し、有病率は上がり、うつ病産業は栄華を極め、そして確かに多くのうつ病患者は治療の機会が得られて回復した。うつ病という病気を広く知らしめ、受療行動を促進するという目的において、うつ病キャンペーンは大成功を収めた。

　あとには過剰診断と過剰治療が残った。偽陽性があまりに多く産生されすぎた。受療行動を促進するという点においては、偽陽性が多いことは決して悪いことではないが、偽陽性を陽性に転化して薬を投与し続ければそれは悪である。我が国の現状は、偽陽性がそのまま「新」陽性となり、「新型」うつ病という名さえつけられて市民権を得たというものである。

　うつ病はストレスによって脳内のセロトニン系に変調をきたす病気で、SSRIが有効。うつ病キャンペーンが喧伝したこの情報は、実にわかりやすく希望が持てるものであった。それはうつ病についての事実なのかというのは、誤った問いである。なぜなら統合失調症と同様に、うつ病にも診断というものはなく、宣言があるだけだからである。宣言である以上、事実も非事実もない。あるのは認めるか認めないかである。認める人が多ければ、宣言は事実になる。キャンペーンが提案したうつ病宣言はこうして事実となった。それが良かったか悪かったかは本書で論ずるテーマではない。われわれがうつ病キャンペーンの中に確認するのは、うつ病の宣言には背後に隠された思惑があることと、その思

惑を実現した宣言の力である。

◆一級症状の真価

　統合失調症において、明確に宣言から診断論を展開した先駆者はクルト・シュナイダー 1958: 113 であった。彼は統合失調症の診断について次のように述べている。

> 　私は「これが統合失調症である」とは言うことはできない。言えるのは「私はこれを統合失調症と呼ぶ」ということのみである。あるいは「今日ではふつう、これが統合失調症と呼ばれている」としか言えない。

　「私はこれを統合失調症と呼ぶ」というとき、その「統合失調症」は「診断」ではなく、「私が定めた取り決め」すなわち「宣言」である。シュナイダーはここにそれを明確に確認している。この取り決めは多くの人々と共有されることが望ましいが、だからといってこの取り決めを人々に強制することもできないとも彼は述べている。我が国のうつ病キャンペーンの宣言の背後にあったような、欲望の指紋がついた思惑とはシュナイダーは対極にある。彼が事実であると信ずるということのみが、彼の宣言の理由である。但しそれは彼が独断的な主張をしていることを意味しない。統合失調症には診断というものはないことを冷徹に確認したうえで、そこからの論を進めているにすぎない。

　「診断」でない以上、「症状」もあり得ない。「シュナイダーの一級症状」（表：次ページ）は、統合失調症にかなり特異的な症状として現代でも広く認められているが、シュナイダー自身は「症状」ではなく「指標」であると断ったうえで、そのことを理解したうえでという条件つきで初めて「症状」と呼ぶことを容認している。

表　シュナイダーの一級症状[4]

身体的被影響体験

考想奪取及びその他の考想被影響体験

考想伝播

感情・志向（欲動）・意志の領域における他者によるすべてのさせられ
　体験・被影響体験

考想化声

言い合う形の幻聴

自身の行動とともに発言する幻聴

妄想知覚

　シュナイダーによれば、「一級症状」は、統合失調症という「診断」に特異的な「症状」ではなく、統合失調症という「宣言」を支える「指標」である。だからそこに理論はない。無慈悲な完璧でシュナイダーは正確である。理論がない指標であるという地点にとどまり、そこから一歩も出ないという姿勢を堅持している。それは事実に忠実であることを意味しても、頑なであることを意味しない。シュナイダー 1958: 116 が確かにその先に目を向けていることは、これらのうち四つを「自我障害」と呼び、次のように記していることから読み取ることができる。

　　身体的被影響体験、考想奪取、考想被影響体験、考想伝播、感情・志向（欲動）・意志の領域における他者によるすべてのさせられ体験・被影響体験は、自我境界の透過性とみなすことができる。

　この四つが本書でいう起点の逸脱であり他律であることは明白である。
　シュナイダーは統合失調症を、身体的基盤が確かに存在するがそれが何であるかは全く未知な精神病であると位置づけた。当時は確かに未知だった。未知の事象については、人は沈黙しなければならない。シュナイダーは沈黙において正しく、発言においても正しかった。身体的基盤が存在するという彼の発言は予測であり、現代ではそれは予測から事実に移行している。まだ解明にはほ

ど遠いとは言え、全くの未知からもほど遠い状況になった。一級症状を「指標」という控えめな呼び方にとどめる必要性は消滅し、「症状」と呼ぶことを躊躇する理由はなくなった。

　他の四つの症状すなわち幻聴系三つ（考想化声、言い合う形の幻聴、自身の行動とともに発言する幻聴）と妄想知覚については、シュナイダーは無言を貫いているが、これらもやはり他律の概念枠で捉えることができることは本書4章他律論の通りである。

　本書のこれまでの章の記載とやや重複するが若干補足すると、**考想化声**は、元々は自分の思考内容であったものが、自分の脳内における「自分」という発信源から逸脱し、声という知覚性を獲得したものであるから、文字通りの「起点の逸脱」による症状である。そして、考想化声の内容は自律性が失われた思考（「自律性」は島崎の表現である。本書では主律感（SOA）という表現を示した）であるから無律であり、侵入性などが見られれば他律である。**自身の行動とともに発言する幻聴**はシンクロ体験（本書31ページ）に当たる。**言い合う形の幻聴**については、「言い合う」のが幻聴同士であるのか、あるいは幻聴と本人であるのかについては一部に議論があるが、幻聴であればそれは起点の逸脱であり他律として捉えられるから、どちらを指すかということは本質的な問題ではない。

　妄想知覚については、本書3章妄想論に記した通りシュナイダー1958: 91は、知覚は正常と断定したうえで、知覚と意味づけの間の了解不能性を厳密に求めている。そのように規定すれば妄想知覚は明白な無律であるが、仮に妄想知覚をより広く定義したとしても、幻視系や幻聴系に含まれる症状であるからいずれにせよ他律である。

　他律という用語を提唱した島崎敏樹は、他律と一級症状の関係には何ら言及していない。シュナイダーは一級症状を、統合失調症という「取り決め」（宣言）の「指標」として示すという姿勢を貫き、一級症状の間の共通構造を想定することを回避している。だが一級症状は上述の通り、いずれも他律の現れと見ることができる。またシュナイダー1958: 104は、一級症状とは別の文脈においては、自我障害のうち、「自分自身の行為や状態が自分のものではなく、他者によってあやつられ、影響されたものであるという体験」は、統合失調症特異性がきわめて高いと明言している。この体験はまさに他律そのものであり、した

JCOPY 498-22928

がって、島崎とシュナイダーの考える統合失調症（それは彼らの「診断」であり、「宣言」である）は、ほぼ一致している。

◆時間軸上の診断論

　クルト・シュナイダーと島崎敏樹に限らない。この時代に統合失調症に注目した精神科医の見解は、表現する言葉は違っても、自我障害がその基本障害であるとする点において共通している。自我障害という語は多義的なのでベストでないとわれわれは考えるから本書ではこの語を用いることは極力避けてきたが、内容としてはシュナイダーや島崎の時代に論じられたことと一致しており、したがって本書の相当の部分は過去の症状論の再記述にすぎない。それをあえて行った理由は、一つはそれが完成された症状論であるとわれわれは考えるからであり、同時に、そこで症状論は停止し現在はむしろ退化したと考えるからであり、そして何より、症状論こそが統合失調症当事者の未来を開くと信ずるからである。

　われわれの再記述の収束点は他律であった。他律という視点で統合失調症を見るとき、その先には脳機能が見える。それは主律感（SOA）（本書 190 ページ）であり、まだ明確な輪郭を現していないが、確かにそこにある。過去を向いての再記述は未来に向けての作業である。われわれの他律は島崎の他律より広い。その主たる理由は、他律を主律感（SOA）の障害として見たとき、その範囲は島崎の提唱より広いと考えるからである。われわれは、主律感（SOA）の障害を他律と呼ぶ。そして主律感（SOA）の障害をきたす脳機能障害が存する状態を統合失調症と呼ぶ。

　脳機能までを見通すことによって、症状論はより洗練されたものになる。そして今度はその洗練が逆に脳機能の輪郭を明瞭にする。それに伴い生物学的治療のターゲットも明瞭になる。効果も明瞭になる。但しそれは未来の話である。未来に向けた症状論は重要だが、現代では、診断学は学問であると同時に当事者への医療情報である。診断論は完成したときに初めて発表されるものではない。発展途上でも利用される。当事者を含めた誰もが検索し共有する。歴史上かつてない速いスピードで情報は当事者に到達するようになった。競合する誤情報も膨大に存在する。精神医学が当事者のためのものであるなら、誤情報を

説得力を持って否定できる情報を提供しなければならない。医療情報が常に誤情報との戦いであることは、精神医学に限ったことではない。

わかりやすいこと。希望があること。事実であること。これが人々に受け入れられる医療情報の条件である。

他律には希望がある。なぜなら他律は陽性症状だから。陽性症状だから薬が効く。陽性症状はドーパミン系の異常によるものであり、そこには抗精神病薬が効く。これは事実であるし、医療情報として十分にわかりやすいレベルであることは、うつ病はセロトニン系の異常によるものであり、そこにはSSRIが効くという図式が広く受け入れられ、受療行動が全国的に促進されたという実績が雄弁に語っている。

うつ病 – セロトニン – SSRI がシンプルにすぎて正確でないというのと同様に、統合失調症 – ドーパミン – 抗精神病薬もシンプルにすぎて正確でないと言えばそれはその通りであるが、治療への正のモチベーションの惹起という目的においては十分に正確なレベルの事実である。この事実をさらに超えた知見は、もちろん重要ではあるが、それらはいわば「その先の医療情報」であって、受診後に必要性が発生した時点で提供することが適切な性質の情報である。

その一つとして陰性症状が挙げられるかもしれない。

統合失調症の症状論を語るとき、一つ大前提として確認しなければならないのは、陽性と陰性という、左右対称の並列的なイメージは錯覚だという点である。陽性症状は横断面すなわち状態像で、陰性症状は縦断面すなわち経過であるから、陽性症状と陰性症状は並列することはできない。

シュナイダー 1958: 81 は、医学の診断とは経過でなく状態像に基づいて下すものであって、統合失調症についてもこの原則から逸脱する理由はないと明言している。言われてみれば確かに当然であって、統合失調症の診断を論ずるとき、もしあくまでも経過を重視するという立場を取るのであれば、それはクレペリンの亡霊に取り憑かれ闇の中に佇んでいる。他律もあくまで状態像についての記載であって、経過については何も言っていない。他律はいわば経過に関心を持たない概念で、われわれもさしあたっては経過には関心がなく、したがってさしあたって陰性症状にも関心がない[5]。精神科医は統合失調症という病名を当事者に告知していないことがしばしばある。少なくともうつ病の告知に比べれば非告知が圧倒的に多い。統合失調症と確定診断していながら、うつ病

と告知することさえある。それは医師患者関係を維持して治療を継続するためのやむを得ない便法であることもある。だが現在は検索と共有の時代である。当事者は、自分の病名として与えられた「うつ病」を検索する。ネットで「うつ病」の人々と症状を共有する。そしてうつ病としての自己対処法を考える。あるいは自分の症状がうつ病には当てはまらないことを知り、主治医は腕の悪い医師で誤診していると考え、そこからは、自分は別の病気であると考えることもあれば、病気ではないという考えに向くこともある。

　精神病症状を伴ううつ病という概念がある。統合失調症に比べると告知しやすい病名である。非定型抗精神病薬がうつ病に正式に適応があることで、うつ病と告知して統合失調症の治療をすることも比較的容易になった。それは現実的には望ましい面もあるが、逆方向から見れば、統合失調症と告知する努力の放棄であり、ますます統合失調症とは告知しにくくなったということでもあり、健全な方向性ではない。近年、薬物療法の適応が診断名を越えて拡大傾向にあるのは、疾患相互のメカニズムに共通点が明らかになってきたことと関連しているという説明は一方で事実だが、診断そのものの境界が撤去されたという要因があることが無視できず、どちらが大きな要因かはわからない。精神病症状を伴ううつ病もうつ病に含めて治験を行えば、抗精神病薬がうつ病に有効という結果が出るのは当然であろう。うつ病の有病率が大きくなるのもまた当然である。こうした帰結の善悪の評価は立場によって異なると思われるが、あるケースについて、それは統合失調症か、それとも精神病症状を伴ううつ病か、という不毛な議論を精神医学に発生させたのは大きなマイナスであった。

　他律は陽性症状でありドーパミン系の異常である。われわれは他律を統合失調症の本質であると規定するから、精神病症状を伴ううつ病は統合失調症と呼ぶ。同じ理由で、一過性でも、軽症のまま経過しても、高齢発症でも、統合失調症と呼ぶ。その呼び方が現代の標準から逸脱していて不適切だというのであれば、統合失調症圏という柔軟ないしは迎合的な呼び方に妥協してもよい。さらに敷衍すれば、発達障害でも、さらには明白な脳器質疾患や覚醒剤などの外因による場合でも、他律という体験が認められれば、同じように呼ぶことは論理的には誤りではない。しかし内因性疾患でないものを統合失調症圏と呼ぶことは伝統的な精神医学に真っ向から反しておりさすがに抵抗がある。ぎりぎり許容できるのはドーパミン系疾患とでも呼ぶことかもしれない。

　他律－陽性症状－ドーパミン系－抗精神病薬という図式は、病気のメカニズムをわかりやすく示し、さしあたっての治療についてもシンプルに説明できるという大きな利点がある。経過を見れば、ドーパミン系の異常という点では共通していても多種多様の疾患が含まれていることは明白であるが、逆に言えばそれは経過を見た場合であって、状態像という観点からは同じということである。自我障害は統合失調症に真に特異的な症状で、他の疾患では仮に自我障害のように見えてもそれは統合失調症のそれとは異なるという立場も精神医学にはある。このような議論には、これもさしあたってであるが、われわれは関心がない。そもそもこの論も、統合失調症という「宣言」にかかわるものであるから不毛である。また、ドーパミン系の異常の、さらにその原因を追求するのは、受診してからの話であって、当事者への医療情報としての診断論に含める必要はない。

　このように伝統的な疾病分類を無視して診断概念を広げた前例として、あらためて言うまでもなくうつ病がある。その結果受療率は増し、診断名の告知は日常になり、病気のメカニズムや治療の説明もしやすくなった。うつ病の過剰診断と過剰治療が生まれたのは深刻な問題であるが、統合失調症で同じことが発生するおそれは皆無と言ってよい。うつ病の先例を統合失調症に適用したとき予想されるのは、うつ病にもたらされた望ましい結果部分のみであって、過剰診断や過剰治療が発生することはあり得ない。うつ病で起きたように、われもわれもと自分が統合失調症だと主張を始めて収拾がつかなくなるという事態は到底考え難い。うつ病の過剰診断・過剰治療は現代の精神医療における最大の問題の一つだが、統合失調症の過少診断・過少治療はそれよりさらに大きな問題である。

　過少診断・過少治療が蔓延している理由は統合失調症という病名に対する偏見である。

　偏見とは何か。事実とは異なる情報に基づく決めつけの一型で、部分的な事実によって全体に対して負の評価をすることである。負の評価であっても、それが事実に一致していれば偏見ではない。

　統合失調症には慢性化し人格荒廃する一群があるのは事実であって、もし人が「統合失調症は人格が荒廃する」と言えば、それが統合失調症全体を指していれば偏見だが、統合失調症の一部を指していれば単なる事実の指摘であって

偏見ではない。そしてこの事実については、今のところ画期的な解決法はない。

　統合失調症には他害をする一群があるのも事実である。医療観察法病棟の入院患者の統計から見ても、統合失調症で重大な他害行為がありうることは事実である。もし人が「統合失調症は他害行為をする」と言えば、それが統合失調症全体を指していれば偏見だが、統合失調症の一部を指していれば単なる事実の指摘であって偏見ではない。そしてここには有効な解決法がある。統合失調症での他害行為は、十分な治療を受けていない当事者に多い（われわれの経験上は、「多い」ではなく「大部分」である）のが実態であるから、受療行動とその後の治療継続を促進することが、他害行為に対する強力で、おそらくは唯一の実効ある予防法である。本書4章の注4)に示した、他律による行動の責任能力をどう評価するかという論は、人間の意志や責任にかかわる根本的でどこまでも追究する価値のある深遠な課題ではあるが、その前に予防できるものは予防することが先決であろう。

　人格荒廃も他害も偏見を生むテーマだが、もし事実の隠蔽によって偏見を抑えようとすれば、偏見は解消しないばかりか、逆に深く広く社会に浸透していく。それは統合失調症という病気そのものに対する偏見のみにとどまらず、たとえば人格荒廃するのは薬漬けによるものであるといったような、精神科的治療に対する偏見にも転化し、受療行動はますます抑制され、過少治療の問題への光が見えることはない。偏見を抑制しようとして事実を隠蔽するのは逆効果であって、偏見を解消するためには事実を開示しなければならない。統合失調症と呼ばれている精神疾患の中で、一部は慢性化し人格荒廃という経過をたどる。一部は他害行為をなす。そして一部は適切な服薬を継続していれば健常者と変わらない健康を維持する。一部は服薬を中断しても再発しない。統合失調症の症状論は、まず統合失調症の範囲を決めなければ始めることができないが、統合失調症とは多くの「一部は」の集合であって、それを多面体と呼べば何となくそれらしいが、実質的には何も語っていないに等しい。

　慢性化する経過をたどるものを統合失調症と呼ぶのが一部の精神科医の宣言なら、他害行為をなすものを統合失調症と呼ぶのもまた一部の人々の宣言である。統合失調症においては真の意味での「診断」が存在しない以上、宣言の内容を取り決めとして診断に代用させる以外にない。その取り決めを人に強制することはできないが多くの人と共有されることが望ましいと言えばこれはシュ

ナイダー 1958：113 の口真似であるが、真実を語る命題は同一になるのが当然
であって、言い回しを変えるのはかえって不適切である。宣言というと独断の
イメージがつきまとうが、統合失調症の診断とは宣言であることを確認しない
ことこそが独断の密輸であって、それは早晩別の独断と衝突し、診断について
の不毛な議論の中にいびつに硬化する。

　われわれが統合失調症の本質を他律であると記したのも一つの宣言である。
ここで本質という言葉には深い意味はない。宣言を支える中心的な指標と言い
換えてもよい。他律を本質とすることは、過去においては碩学の論考に一致し、
未来においては脳機能の解明の基盤になり、そして現在においては当事者への
適切な情報になる。他律 - 陽性症状 - ドーパミン系 - 抗精神病薬という図式は、
十分にわかりやすく、十分に希望があり、十分に事実である。他律の枠組みで
捉えられる幻聴系や幻視系の症状は、受療行動を促すものとして十分に有益で
ある。不眠をうつ病の兆候であるとして受診を促すより、幻聴系を統合失調症
の兆候であるとして受診を促すほうが、精神医学的にも公衆衛生学的にもはる
かに正当かつ有益であろう。症状論は診断論を前提としなければ成立しない。
診断が宣言である以上、宣言の数だけ診断論があり、診断論の数だけ症状論が
ある。当事者の症状論とは、過去の知見を尊重したうえでの、現在と未来の当
事者のための診断論に基づく症状論を指す。

診断論　の注

1) DSM-5. Diagnostic and Statistical Manual of Mental Disorders 5th Edition. American Psychiatric Association. Arlington, VA 2013.

2) 本書3章妄想論の注3) に記した通り、DSM-5巻末の用語集では、妄想を外界についての確信に限定しているが、DSM-5本文の妄想についての説明では、本書5章に引用した通り、内界についての異常体験が含まれており、矛盾が認められる。

3) 2015年3月9日、淡路島（兵庫県洲本市）で住民5人を殺害した加害者の動機は、自分は電磁波による攻撃を受け続けているという被害妄想に基づくものであった。彼はインターネットを検索し、自分と同じ電磁波攻撃を受けていると主張する人間が日本全国に多数存在することを知ることで、妄想の確信を強化させたと伝えられている。

4) シュナイダー 1958: 115.

5) 安永 1978: 86 はいわゆる陽性症状についての記載に続けて立てた「人格変化の印象」と題したセクションの中で次のように記している。

　　これまでに述べてきたような諸々の症状は、個々別々に前景にでてそれと認められるばかりでなく、相集合して、あるいは（このほうがさらに微妙な問題だが）各症状が目だたなくなってしかも全体的人格変化の印象を与えることがしばしばである。

　　急性期においては、まだこれは、個々の病的体験の特質からの人格反応として十分理解され、説明のつくことが多く、これを早急に"人格変化の現われ"もしくは"特異人格の発展"と見なすのは、症状構造への無知を示すにすぎない。

　　（中略）

　　本稿における著者の立場は、分裂病態の本質は決して神秘的な人格そのものの病にあるのではなく、むしろ生理的なレベルの、意識構造の変化にあり、とする

―― またできうるかぎりそのように理解するよう、努力すべきである、という姿勢に立っている。すなわち "人格の異常" は、できうるかぎり、結果として考える。

安永 1978: 91 はさらに次のように記す。

著者はむしろ "人格障害なき分裂病者" のほうを本体として考えたい、という見解をとる。

本書本文の「（われわれは）さしあたっては陰性症状にも関心がない」という記述は、上と同じことを別の角度からやや極端に述べたものである。

なお、安永は「意識」という語を、現代医学でいう「意識」とは異なる意味で用いている。また島崎は「人格」という語を、現代医学でいう「人格」とは異なる意味で用いている。安永が「"人格の異常" は、できうるかぎり、結果として考える」と言い、島崎が統合失調症を「人格の病」と言うとき、それぞれの「人格」という語は意味が異なり、安永と島崎の統合失調症の概念はほぼ一致しているとわれわれは考えている。

あとがき

　精神医学は伝統芸能と科学からできている。伝統芸能は迷信と叡智からできており、科学は真の科学とエセ科学からできている（図）。

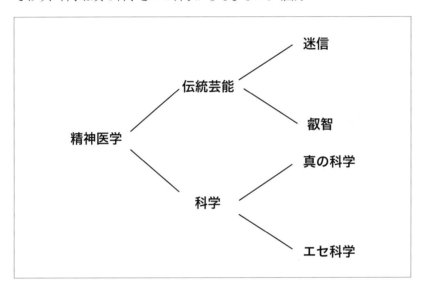

　真の科学とエセ科学の区別は時に難しいものだが、精神医学では特に難しい。精神症状は当事者の語りの分析によってしか接近できない。分析するためには語りから要素を抽出しなければならない。ひとたび抽出さえすれば、そこからは他の医学研究で開発・洗練された方法論を活用して行うことができる。たとえば精密な統計解析の適用である。その手法は、要素の抽出の仕方が正しいことを前提とすれば科学的であろう。しかし抽出の段階に瑕疵があれば、得られたデータは砂上の楼閣にすぎず、科学的に見える外観とは正反対の、救いのないエセ科学になる。

　クレッチマーはその著書で、事実を蒐集する際に誤りを来す主な原因として、医師自身の質問の仕方に警告を投げかけている[1]。

1. なんで此処に来られたのですか。話してください。

2. 痛みがあるのですか、それともないのですか。

3. 痛みがありますか。

4. 痛むんですね。

　1の型は暗示を含まない質問、2の型は二者択一の質問、3の型は消極的暗示的質問、4の型は積極的暗示的質問である。

　クレッチマーはこのように分類し、先入見を排した客観的な記録のためには1の型の質問が最も適していると述べている。ただし、1は当然に非常に時間を取るという欠点があることから、必要に応じて簡略化のため2の型の質問を加えることを推奨している。すなわち、1こそが本来あるべき姿であって、2はあくまでも便宜的な目的で行うものにすぎない。

　もっとも、この例は痛みだから2も十分に許容されると言えよう。「痛み」という言葉で示される主観的状態は、人々に共通する体験であると考えることができるからである。そして痛みは患者にとっても医師にとっても間違いなく重要な症状である。患者の体験の中から「痛み」を抽出することに瑕疵は一切ない。それに対し統合失調症の症状、たとえば「幻聴」はどうか。正常な知覚と同等の強さで鮮明に聞こえるものを幻聴と定義し、その有無を追究し、重要な症状として抽出する。DSMが命ずるこの方法は、当事者の体験を医師の都合によって線を引いて分割するものであり、したがって瑕疵のある抽出方法である。もちろん「幻聴がありますか」という質問を精神科医は通常しないであろう。だがどのような聞き方をしたとしても、医師が幻聴という概念を提示していることに変わりはない。問題となるのは「幻聴」という言葉を明示的に示すか否かではなく、医師が考える幻聴というテーマに沿って診察が進められるという事態である。

　本書の実例はほぼすべてが当事者の自発的な生の語りであり、クレッチマーの分類で言えば1による蒐集である。これに対し臨床場面での診察に基づいた報告には常に誘導（クレッチマーの言葉で言えば暗示）という問題が見え隠れする。もちろん直接の診察の重要性は、いくら強調しても強調しすぎることはないが、誘導の問題は、特に統合失調症の診察においては決して無視できない深刻さを持っている。

本書の実例では誘導は文字通り皆無である。このような語りの蒐集は、インターネットが発達した現代において初めて可能になった方法であることも特筆すべきであろう。本書の新しい点はそれだけかもしれないが、それだけでも症状論としての意義はきわめて大きいと著者としては考えている。

　先の図に戻る。迷信と叡智の区別は、真の科学とエセ科学の区別よりさらに難しい。なぜならそもそも検証の方法がないからである。検証できるとすればそれは未来においてでしかあり得ない。科学が十分に発展した未来のどこかにおいて、伝統芸能の中にある叡智は真の科学と融合して真の叡智となる。表面的な客観性のみを重視したエセ科学と、そこから生まれた診断学とは、決して叡智は融合することはない。

　本書では、現代の精神医学を侵蝕する診断学のデコンストラクションへの道筋を示すことはできたと考えている。しかしまあ、批判するだけなら誰にでもできるのと同じように、脱構築するだけなら誰にでもできるのである。問題はそれが統一的理解に向かっているか、それとも単なる破壊にすぎないかであるが、これは著者が判断すべきことではないであろう。

　仮に本書で多少なりとも建設的なデコンストラクションが達成できたとすれば、それは当事者の膨大な語りの記録の賜物である。本書の結びとして、何より当事者の方々に感謝したい。また、編集を担当していただいた中外医学社の桑山さん、そして企画段階から強い支持と有益な助言をいただいた岩松さんには、出版を実現させていただいたことに厚く御礼申し上げたい。

2021 年 1 月　　　著者

1) クレッチマー『醫學的心理學Ⅱ』西丸四方、高橋義夫訳　みすず書房　東京 1955.
　　pp.111-113.

編著者●村松太郎

精神科医。医学博士。米国 National Institutes of Health（Laboratory of Molecular and Cellular Neurobiology）などを経て、現在、慶應義塾大学医学部精神・神経科准教授。専門は司法精神医学、神経心理学。著書に『妄想の医学と法学』『うつ病の医学と法学』『認知症の医学と法学』（いずれも中外医学社）、『「うつ」は病気か甘えか。』（幻冬舎）、訳書に『道徳脳とは何か』（創造出版）、『ドナルド・トランプの危険な徴候』（岩波書店）など多数。

著 者●林 公一

精神科医。医学博士。「Dr 林のこころと脳の相談室」http:// kokoro.squares.net/ を 20 年以上にわたって運営し、同サイトの「精神科 Q&A」では読者からの 4,000 以上の質問に回答している。著書に『名作マンガで精神医学』（中外医学社）、『虚言癖、嘘つきは病気か』（impress QuickBooks）、『サイコバブル社会』（技術評論社）、『擬態うつ病』（宝島社）など多数。

とうごうしっちょうしょうとう じ しゃ しょうじょうろん
統合失調症当事者の症状論　　　　Ⓒ

発　行	2021 年 2 月 5 日　1 版 1 刷

むら まつ た ろう
編著者　　村　松　太　郎

発行者　　株式会社　中外医学社
　　　　　代表取締役　青　木　滋

〒 162-0805　東京都新宿区矢来町 62
電　話　　（03）3268-2701（代）
振替口座　　00190-1-98814 番

印刷・製本/三和印刷(株)　　　　　＜HI・AK＞
ISBN978-4-498-22928-0　　　　Printed in Japan